U0208620

后浪

我是怎样摆平焦虑的

ANXIETY
REBALANCE

［英］卡尔·弗农　著

Carl Vernon

张晓宁＿＿＿＿＿＿　译

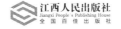
江西人民出版社
Jiangxi People's Publishing House
全国百佳出版社

目 录

序 言　1

引 言　23

序章：焦虑再平衡

准　则　26

区　别　30

思　想　37

焦虑的真相　40

再平衡刻度表　43

刻度7：恐慌　44

刻度6：高度焦虑　46

刻度5：高于正常水平的焦虑　48

刻度4：平衡　50

刻度3：低于正常水平的活力　52

刻度2：低活力　54

刻度1：嗜睡　56

获得平衡　58

焦虑症和抑郁症的各阶段　63

焦虑再平衡四步骤　67

第一部分：暴露焦虑

战斗还是逃跑——被滥用的理论　70

头脑中的焦虑　78

忘记焦虑　87

你真正害怕的是什么？　89

找到真正的原因　92

DP 规律　96

宛如魔法　103

第二部分：降低焦虑、提升活力的方法

理性思考　108

惊恐发作　111

代表疗法　117

装着装着就成真　122

放　手　124

第三部分：重新排列你的关注点

关注点即未来　132

认识"不得不做之事"　141

进入下一部分之前　152

第四部分：获得平衡的10项行动

行动1：直面焦虑症和抑郁症　154

行动2：检视你的生活方式　160

行动3：关注你的环境　168

行动4：控制饮食　173

行动5：对运动上瘾　181

行动6：坚持固定日程　188

行动7：为未来打下基础　192

行动8：停止依赖　203

行动9：解决好服药问题　208

行动10：保持平衡　213

序　言

抛开以前有关焦虑症和抑郁症的所有想法吧，从现在起我将永远改变你的想法。

过去15年里，我生活在焦虑症和抑郁症之中，经历着你现在经历着的一切。其中10年，我生活在彻底的自我否定里，不敢将每天、每分、每秒遭受的内心折磨告诉任何人（甚至是最亲近的人）。没人发现一丝迹象，我甚至变得擅长掩饰自己的真实想法和感受了，并且自认为是地球上正遭遇着焦虑症和抑郁症的唯一一人。我感到极度孤独和与世隔绝，与其说是在生活，不如说是在应付生活，一直想着为何我会受到这样的诅咒，经历这样可怕的苦难。

在后文中，我将与读者分享更多个人经历，但在此先长话短说——焦虑症和抑郁症几乎让我结束自己的生命。日复一日，我与社交焦虑（Social Anxiety）、惊恐发作（Panic Attack）、强迫症（OCD）、广场恐惧症（Agoraphobia）等心理障碍抗争着，却总是失败；年复一年，我唯一的选择似乎只有锁上门，将世界拒之门外。我的世界越小越好——通常就是卧室的四面墙和一条盖过头顶的毯子。

寥寥几语很难概括我的情况到底有多糟，但我想你之所以会阅读本书，就是因为你了解这种感觉，或认识拥有同样经历的人。你知道这对灵魂是多大的摧残，想为此做点什么，于是拿起了这本书。我可以非常高兴地告诉你，这正是你的转折点。

为了实现真正的改变，每个人都需要一个转折点。对我而言，在转折点到来之前，我经历了多年的痛苦、困惑、失落和绝望，但我并不会回头看，也并不后悔那15年来所受的苦。我宁愿将之视为一段旅程——一段我必须亲身经历过，才能在现在帮助你的旅程。我并不后悔过去苦苦挣扎的每一天，因为它们让我真正了解了你正在遭遇的一切，了解你此刻的生活，知道改变是绝对有可能的。

对我来说，改变一切的时刻（我的转折点）出现在超市，我将在后文详细解释。这是我向新生迈出的最重大一步，也是本书诞生的原因。它鼓励我继续前进寻找答案——不仅为我自己，也为所有遭受着焦虑症和抑郁症折磨的人们。

关于我

我们即将共同开启一段旅程，因此你应该对我有更深一些的了解。在本书中，我谈及了许多个人经历，相信你也能从其中的大部分内容中找到共鸣。得以在他人的经历中找到共鸣，发现自己并不是一个人，对我来说曾是巨大的安慰，因此我希望你也同样能得到慰藉。我不介意承认自己天生内向，但我认可袒露内心、分享经验的重要性，因此我打算先讲讲我的故事和一直伴随我走到今天的人生经历。首先从小时候说起。

1986 年

那年我5岁。经历了15年的婚姻生活后，我妈妈再也忍受不了我爸爸的家庭暴力了。她别无选择，只有离开他。她收拾了几包行李，带走了我们兄弟4人。妈妈的多数家人都住在莱斯特，因此我们便去往那里。但我们抵达之后，却鲜有人相助，结果无家可归。我的两个哥哥决定减轻妈妈的负担，回到爸爸在彼得伯勒的家里，留下了妈妈、我的小弟弟（当时3岁）和我。我们住进了一个叫"边境之家"的小旅社，3人挤一张床。我还记得那里的毛毯刺得人发痒，汽车经过窗外时非常吵。那里并不是什么好去处，还住着其他与我们一样处在绝望境地的家庭。即便年龄非常小，我也已经感到焦虑了，但在当时尚不知该如何描述自己的感受。

1988 年

多年的艰难困苦终于显现恶果，妈妈精神崩溃了。那时我7岁，清楚地记得风暴来临的那一刻：我们刚买了一台新电视机，需要装上底座，妈妈费力地把螺丝钉塞进螺孔开始旋紧，这时螺丝钉却掉进孔里取不出来。那一瞬间，妈妈崩溃了，她捂住脸失控地大哭，边哭边说自己有多没用，似乎持续了几小时。剩下的我记不清了，但我记得当晚我就被送去收养家庭了。妈妈住院治疗，弟弟和我住进养父母家中。这是一段可怕的经历，养父母并不是很好的人，这其实很悲惨，因为通常人们会对收养无依无靠的孩子的人的人品抱有更高的期待。我们和养父母住了数月，他们从没使我们感到自己受欢迎过。我们感觉自己是外人，孤立无援，从未成为他们家的一员。他家两个孩子的所作所为更加深了这种感受，他们只

3

要坐下来看电影，就不准我或弟弟坐在同一个房间里，他们的父母不得不强迫他们和我们坐在一起，这却使我俩感觉更糟，尤其当他们满面怒容地对我们皱眉时。总而言之，这段经历非常不愉快，我相信正是这为我日后的焦虑埋下了种子。

1993 年

作为一个遭受多年暴力和精神疾病折磨的单身母亲，妈妈努力工作，竭力照顾好弟弟和我，让我们吃好穿好，给我们买山地车和电脑等奢侈物件（即便她其实买不起）。怀着这种心态，她努力让我们入读莱斯特最好的学校之一。从我们住的地方到学校要换乘两趟公交，而当时妈妈的男朋友家距学校不到一公里，因此妈妈用了他的地址为我们登记入学。

当时我12岁，去学校的第一天对我来说就是噩梦。我走进教室，感到所有眼睛都在盯着我。老师向同学们介绍着我和另外一位新生，其他孩子开始咯咯笑，我开始担心，不确定他们到底在笑些什么——可能是我糟糕的发型。我留着刘海，但没有用发胶，所以看起来就像在头上扣着一只碗（别问我要照片！）。起初我觉得融入新环境很困难，但幸运的是还有一个新生和我同病相怜，所以我们自然而然地成了朋友。最后他成了我最好的朋友，由于他在街头混得挺有地位，自然也给我带来了一些好处，让我在学校的日子好过许多。还有，我开始用发胶了。

1995 年

我正要和两个朋友去踢足球（对14岁的男孩来说这是常见消遣），这时我接到了妈妈的电话："卡尔，我必须告诉你一件事，和你爸爸有关，快点回家吧。"我并不想为此放弃踢球，就让她在电话里直接告诉我发生了什么。她说："你爸爸昨天去世了。"我已经很多年没见过爸爸了，所以不知该做何反应。我俩从未亲近过，这很大程度上是因为他是个酒鬼。我挂掉电话转头对朋友们说："我爸爸昨天去世了。"他们问我还好么，我说我还好。这是事实，我有些震惊，但我还好。我们继续走着，我一直保持着常态。现在回头看来，我认为这种反应不正常。这种压抑和忍耐的态度一直持续到成年后，它们是我重要的生存本能，也是我能够这么长时间默默承受痛苦的主要原因之一。

1997 年

我从未适应上学，我讨厌学校。到上一年年底（考试的关键时期），我几乎已经不在学校待着了。我总是逃课，去朋友家待着，但依然能够在 GCSE（英国中等教育普通证书）考试中取得 C 和 D 的分数，别问我是怎么做到的。这种分数对我来说已经很好了，因为我从未在课堂上花费太多精力。不出意料，16 岁毕业之后，我就不再上学了，对未来也没有任何规划。我在汉堡王做兼职，很享受自己赚钱的乐趣，总是比那些还在上学的朋友们有钱。我曾经想，他们是傻瓜吗，居然还待在学校里。既然能挣钱，为什么要待在学校里？我当时就是那么想的。时至今日我仍对这点持矛盾的态度，但随着年龄和智慧见长，现在我也能看到良好的教育有其显著的益处了。

我一直都有强烈的事业心。在 13 ～ 15 岁的几个暑假里，我不和朋友一起玩耍，而是全天在一家糖果厂打工，靠当包装工人领些薪水。我用赚来的钱买衣服和电子游戏，余下一点钱从当地便利店里给我和朋友们买烟酒（有一个朋友看起来比实际年龄成熟不少，所以我们总让他去买烟酒）。

我曾试着在大学里待了几个月，但并没有用——我像痛恨中学一样痛恨大学。我开始在汉堡王谋求一份全职工作，但不久后就因受不了油脂和汉堡的气味而决定离开，找份"体面"的工作。我在一家销售袜子的公司谋得销售行政人员的职位，当时我只有16岁，却有着超出年龄的成熟。我的工作是输入数据，确保统计数字正确。这些做起来都不太难，却让我学会了使用电脑和与客户交流。我在这家公司待了3个月后，公司就破产了。一切仿佛发生在一夜之间——我正坐在办公桌前输入订单，破产执行官就冲进来，将桌子从我鼻子底下拖走了。作为第一份"体面"的工作，它给我带来的这段经历算不上好，却让我打下了在商业世界谋生的基础。

1998 年

快到17岁时，我在一家销售清洁产品的公司找到了类似的销售行政工作。关于这份工作，没什么需要多谈的，只有一件事：我在这家公司经历了人生第一次惊恐发作。之前我也曾有过轻微的恐慌，但从未全面发作过。那感觉就像一吨砖块向我砸来。当天我正高高兴兴地工作着，把发票输入系统中，突然没来由地感到不知所措。一看电脑屏幕，就开始头晕、发抖、喘不过气。我感到恶心、口干舌燥和一阵潮热，汗水从额头上往下滴。

"我究竟是怎么了？"我自问道，还以为自己快要死了。坐在一旁的同事看出我有麻烦，打电话叫了急救人员。急救人员手拎一只绿色的急救箱，冲进办公室。

"我是急救员约翰，你还好吗？"

我不知如何回答，便说："我刚刚坐在电脑前，突然就开始感受到头晕和异样了。"

一位同事给我递过一杯水，我喝了一小口，约翰让我把腿抬起来放在办公桌上（我不知道为何要这么做，但我猜可能跟血液循环有关）。随着症状开始消退，我注意到已有五六个人围在我身边了，包括经理。尽管我不确定究竟发生了什么，还是开始感到非常尴尬，我把腿放下来，向所有人保证我已经没问题了。可实际远非如此，我被吓呆了——刚刚我究竟是怎么了？我出什么大毛病了吗？当天我被允许提早下班回家，上述念头和其他许多念头一整晚在我脑子里嗡嗡作响。我感到太尴尬了，没向任何人提及此事，默默地承受（正如我一贯的做法）。第二天去上班时，当同事问我"还好吗"时，这种尴尬的感觉又回来了。我再次让他们放心，告诉他们一切都好，继续往电脑里录入前一天没处理完的发票。20分钟之后，同样的迷乱和眩晕再度袭来，我不能集中注意力看着电脑。但是这次，我没有寻求帮助，而是满怀惊恐地起身跌跌撞撞走进厨房。我站在那儿，汗水不断从脸上流下来，想着这究竟是怎么了。幸运的是，我有一个善解人意的经理（回过头看，我觉得他也有焦虑问题），尽管我没解释发生了什么和我为何要提早回家，他也不问理由便让我走了。我回到家，坚信自己肯定出了一些大问题。我太害怕了，以至于不敢找医生，并认为逃避是最好的解决办法——不去看医生，就意味着我没问题，不是吗？第二天，我请了病假——我太害怕回去上班了。如果再次发作怎么办？如果同事们都在谈论我怎么办？旷工的压力太大了，我受不了，所以当几周后公司准许我离职时，我感到如释重负。

当时我只有17岁，雄心和抱负变成了苦恼和恐惧。渐渐地，我几乎不出家门。朋友们会给我打电话，问我能否出来见见他们，我总会找个借口，谢绝他们的邀请。我对这段经历的记忆十分模糊不清，这份模糊不清一直延续到我找到新工作为止。我只知道我不能待在家里——我快用完所有借口了，又不想暴露真相。人们如果知道了我的焦虑症和每天的惊恐发作，会怎么想？我都不理解这一切，他们又怎么会理解？在绝望中，我开始根据报纸上的广告找工作，我告诉自己，我的问题一定和使用电脑有关，因此这次申请的都是不需要操作电脑的岗位。我从一个做园林绿化生意的个体户那里获得了面试机会，他正在找一个助手。天知道我是怎么做到的，我鼓起勇气，换乘了两趟公交到达他家（搭乘公共交通工具对我来说实际上已经是个大麻烦了）。这当然不是我发挥得最好的一次面试，但我至少看起来很正常和比较明事理，我觉得他对此应该是满意的，所以就录用了我。这份工作提供的薪酬是最低档的，也没有任何职业前景可言，但至少让我回归工作了（而且不用操作电脑）。我接受了录用，同意下周便开始上班。

在这一刻，我正经历着一大波与焦虑相关的症状，但是其中最常发生的一个就是感到地面不平，似乎要把我一口吞掉。这使我感到眩晕，所以我总用耳塞塞住一只耳朵，即便这根本不必要（一般只有在使用电锯时才需要用耳塞）。我的雇主注意到我总是塞着耳塞，但没说过什么。他可能以为我有些古怪或是怎么。我觉得无所谓——只要能让我不再感到要被地面吞噬，我就不在乎。除了耳塞以外，只有另一个因素能帮我挺过来——这份工作非常繁忙，对体力要求很高。我尽管焦虑，却没时间表达焦虑，因为总是在忙着伐木和除草。我常常披着一身绿下班回家，至今妈妈和弟弟都会开玩笑说："沼泽怪来啦！"

2000 年

尽管我的焦虑症和抑郁症日益严重，我却不允许它们像过去那样操纵我的生活，我的信心也在增长。在做过园林绿化和其他一些没什么前途的工作之后，我想是时候开始找一份正式工作了。我觉得从事销售工作还不错，于是开始申请各类销售岗位。18 岁那年，尽管没有任何销售经验，我还是得到了日产汽车公司（Nissan）提供的一份销售工作。两位经理面试了我：一位很热情，另一位则不（在面试时他直勾勾地盯着我，告诉我他对我不感兴趣）。那位热情的经理说服了他，让他给了我一个机会。这是一个正确的选择——我最后成了团队中的销售冠军。我是公司里最年轻的销售，我的业务能力却在逐月超过其他资历更老的同事。我为此感到特别自豪，因为当时我仍备受焦虑症和惊恐发作的折磨。

我工作的内容之一是将汽车停在前院非常狭窄的车位里，通常要在经理（就是那个曾经说对我没兴趣的人）的监督下。他密切地监视我的每一步，随时准备揪住任何细小的差错。当时我大约只开了 6 个月车，因此常常让引擎转速过高。这时他就会冲我翻翻白眼，我可以听到他在心里说："真是个白痴。要不是这个小子能卖车，我肯定让他滚蛋。"尽管这份工作很难，压力很大，让我感到极度焦虑和恐慌，我却依然很享受它。今天我甚至相信，正是焦虑导致了我的成功，虽然当时我并不这么想。我不确信焦虑究竟是如何促使我成功的，但它确实就在那里，是我生活的一部分，推动着我做出每一个决定。

在下一份工作中，我依旧延续着这份销售上的成功。尽管一直处在严重焦虑中，我却在近300人中脱颖而出，成为玛莎百货金融服务部的首席销售主管。但是，上班的第一天并不算非常成功，我由于胃痉挛不得不早退。我的经理对我没什么印象，她可能以为我不会回去了——她差一点就对了。去开车时，我在停车场喷射性地呕吐——当然是焦虑造成的。一直以来，焦虑都让我没法充分享受生活、取得进步，但我不能让它毁掉这份工作。第二天，我回去上班，第二年，我的业绩使我成为公司史上最优秀的销售员。我再次为这份成就感到自豪，尤其是当我想到，我是怎样日复一日地熬过来的：每次一开始感到恐慌便冲进厕所，每次一和客户坐下便感到头晕。不管怎样，我战胜了这一切。

2002—2008 年

玛莎百货支付的薪水不高，我知道自己在其他行业可以赚更多，于是一年后我第一次在人才招聘行业找到了工作。这个行业竞争极其激烈，对焦虑症和惊恐发作来说不算好事，但我顽强地打造着事业上的成就。又过了几年，到22岁时，我决定自己创业。起初只有一个初步设想，却在前3年取得了成功，营业额也逐年翻番。到第3年，我手下已有8名员工。那时我并不知道，当代最严重的经济危机即将来袭，而且后果惨烈。招聘行业几乎被冲击得分崩离析——我也一样。我的焦虑达到顶峰，每天惊恐发作的次数是原来的4倍，一切都仿佛纸牌屋般轰然坍塌，我不得不辞退所有员工。这令我深感沮丧，但没有办法，再冒险营业一个月，我就会无家可归。我曾无家可归过，知道那是一种什么感觉，我几乎确信那将会让我彻底完蛋。

我想尽一切办法，只为逃避看医生。我真的不想吃药，但在此阶段，我感到自己别无选择。关于药物治疗的体验，我将在后文中详细讲述，一言以蔽之——简直是灾难。在心理方面，我处于一种很难描述的状态，这时我饱受焦虑症和抑郁症的煎熬已经10多年了，却没告诉过任何人（包括我的爱人丽莎）。她完全不知道我正在经历什么，这可以理解，因为她妈妈正处于癌症晚期，需要她的照顾，所以我们有很长一段时间分隔两地。由于长期分居，她并不知道，有多长时间我躺在床上用毯子蒙着头，或因为真的不知道该怎么办而想要自杀，或因为广场恐惧症而不愿出门。我是一个伪装大师，特别善于编造故事，隐藏事实。每天，我只有假装一切都很好，才能熬过来。但随着时间流逝，日子变得越来越长，焦虑症和抑郁症越来越重，我已经相信自己生活在地狱里了。

2009 年

我和丽莎又在招聘行业坚持了一段时间，但形势艰难、每况愈下。这年，在同癌症长期抗争之后，丽莎的母亲还是去世了。母亲患病期间，丽莎一直很坚强，我非常敬佩她的坚强和应对一切的方式。我也希望自己能有同样的力量把我的焦虑症和抑郁症告诉她，但是我隐瞒真相已经10年，隐瞒已经变成我的生活和生存方式了。此外，我觉得她要承受的已经太多了，不想再让她有更多负担。

经济危机还在持续，尽管我们的工作节奏放慢了，但要做的事情还是很多。我感到自己在心理上已经难以承受了，但仍旧没有足够的勇气说出来。有的时候我不想来办公室，丽莎以为我只是需要一段时间从经济危机中恢复过来，我也任由她这么想。渐渐地，我们赚的钱几乎不够支付每月账单，快要无家可归了。不管怎样，我必须将自己从绝望的深渊中拔出来，在情况变得更糟之前做些什么。

我们几乎没有业务了，账单却还在不断飞来。压力越来越大，所以我开始找工作。我没有任何从业资质，过去4年都在自主营业，因此选择有限。最后，我在一家广告公司谋得了销售的职位，需要在斯劳（Slough）附近的一家酒店（距离我的住址两小时车程）培训两周。公司在周日晚上租了一辆车开到我家，这样我可以在周一一早赶往酒店。车钥匙留在我的邮箱里，可一看到钥匙我就开始恐慌。我已经有阵子没单独离家了，不确定自己会怎样。丽莎激动地看着我问道：

"第一天，你准备好了吗？"

我勉强假笑，答道："当然，我都等不及了。"

我不情愿地打包好下周用的换洗衣物，放进车的行李厢后就出发了。我的心怦怦乱跳，我并没有准备好。尽管如此，我还是继续开着车，微笑着挥别丽莎。

在恐慌中驾驶了几小时后，我抵达酒店。在前台排着队时，我感到极其烦躁不安，胸中的疼痛让我想起自己为什么不该在这里。

"请将车钥匙留在前台，租车公司明早会取走。"前台人员告诉我。

什么？——这是我的第一反应。我要被困在这酒店里，离家这么远，又没有车！没人告诉我要把车开走！我立刻感到自己被困住了，连逃跑的唯一工具也被夺走了。我开始恐慌，但勉强保持镇定——我看到其他人也将车钥匙交给前台了，不想让自己丢人现眼，于是竭力控制住颤抖的双手，交出钥匙，前往自己的房间。

当晚我彻夜未眠，不确定该怎样熬过第二天的培训。但是我熬过来了。教练在下午5点半左右带我们回酒店，大家约好在7点吃晚餐时见。我计划在去之前先喝杯红酒，放松一下神经，但并没有用，酒精反而使我更紧张。我换了衣服，不情愿地下楼，去往约定集合的餐厅。我们8个人坐一张大桌，彼此聊着闲天。我在尽最大努力融入，但控制不了我的社交焦虑。其他人的声音开始变得模糊并渐渐淡去，我以为我的耳朵进水了，于是压住耳朵轻轻摇头，想把水弄出来。但是没有用，他们的声音依然模模糊糊，随后我的视线也开始变得模糊。有人问了我一个问题，我没听清他说什么，于是他又重复了一遍。我紧张地回答，还试着开玩笑说，我可能聋了。但在内心深处，我觉得这完全不好笑，我正处于极度的恐慌中，感觉脑袋里塞满了棉花。我找了个借口离开，走在回房间的路上时仿佛飘浮在空中，几乎要脱离自己的身体——这种感觉非常奇怪和不舒服。我回到房间，可症状还是没有消失。我打开门，一切看上去都那么不真实，像云一般缥缈模糊。尽管我从未吸过毒，但当时我的第一反应是我的饮料可能被下药了，这让我更加焦虑。之后，我发现这与毒品、酒精或其他任何外因统统无关。这是我初次经历人格解体（Depersonalization）。如果你曾经历过人格解体，你会知道这是焦虑症最可怕的症状之一。如果你没有过这种经历，你要知道这是身体认为你正处于危险中，进而采取的保护形式。用"灵魂出窍"一词来描述这种症状再恰当不过了，当时的感觉仿佛做梦一般。

　　我坐在床上，用手遮住眼睛。我感到一片混乱，不知该做些什么。我站起身想去洗手间，却摔倒在地。我不确定自己到底在地上躺了多久，但是我成功地站起来，摸到酒店的电话，并打给前台接待员："我刚刚晕倒了。"前台接待员问我刚刚说了什么。

"我刚刚晕倒了，我不知道怎么办。"

前台接待员让我坐着别动，说会叫人来我房间。几分钟后敲门声响起，是酒店经理来了。

"你还好吗？"他问道。

"我晕过去了，不知晕了多久。"我答道。

经理已经叫了急救人员，几分钟后急救人员来了，经理也就走了。急救人员问我发生了什么，我告诉他我去吃晚饭，突然感觉异样所以回了房间，然后就晕过去了，也不知过了多久。

"你上次吃饭是什么时候？"他又问道。

我说中午吃过午饭。他又问了几个问题，似乎并不像我一样担心——我原以为我会被人用担架抬上救护车。事实上我反而希望如此，因为这样一来我就不会一个人待着了。

"我出什么问题了？"我问。

"我不确定，但可能是由于你有阵子没吃东西了。你这个年龄段的人都经常晕倒，这很正常。"

我感到稍稍松了口气，庆幸他没有提到或问起任何有关焦虑症的事，我可不想被迫承认这么多年来遭的罪。此外，我坚信应该有什么别的原因，总是归咎于焦虑症并无任何裨益。他又做了量血压等检查，高兴地宣布我没事了。到这时，我的症状都开始消退，但我不想独处。我还没来得及说出自己的担心，他已经要走了。

他关上门刚一离开，我便开始大哭。我不是爱哭的人——我很少哭。一定有什么不对劲，我拿起电话迫切地想要打给丽莎，但又放了回去。我太心烦意乱了，现在不能打给她，她会从我的声音里听出问题的，我不能冒这个险。随后，我开始意识到，我正被困在一间酒店客房里，没有汽车，无路可逃。一阵极度的恐慌袭来，是我之前从未经历过的。我知道我不可能像这样独自过一晚，我害怕自己再次晕倒，脑子里满是"我不想死在这间房间里"的疯狂念头。我再次拿起电话，拨打了丽莎的号码，她接听了。

"嗨，培训怎么样？"

我顿住没说话，想要忍住眼泪和哽咽。

"喂？"她又说道，不知道我是否在线。

"嗨，不怎么好。"我说道，尽量想要保持正常语气。

"为什么，出什么问题了？"她问。

我不知该说什么，所以又是一段短暂的沉默。再这样下去，她马上就会发现我在哭，所以我假装身体不好，这也解释了我沙哑的嗓音："我身体不太舒服，培训也不好。"

她想让我振作精神，于是充满热情地说："别担心，这不过是你的第一天，看看明天怎么样，我打赌你会乐在其中的。"我已经隐瞒了10年，此刻不是暴露的时候，所以我违心地同意留下，再试试看。我们互相道别，约定第二天再聊。我挂上电话，立刻开始抽泣。丽莎原本是唯一能够前来解救我的人，可现在我又完全孤身一人了。我又哭了5分钟，直到再也无法忍受。因此我做了一件完全与性格相悖的事，我拿起电话打给了妈妈。一直以来我从未向任何人寻求过帮助，包括妈妈在内。我一向过于骄傲，尽最大可能掩饰所有坏情绪，从不对外人倾吐苦水。这次不同了。

"您好？"妈妈接起电话。不知怎的，我立刻失控地哭起来。

"我困在一家酒店里……我不知该怎么办……丽莎不知道……"妈

妈接到了我打来的这样一个电话，感到极为震惊，但还试图保持镇定。我能察觉出她非常担心。

"坐着别动，我先打电话给丽莎，回头再打给你，好吗？"

我答应了。几分钟后，丽莎打来电话。起初我不想接，尽管心烦意乱、苦恼不堪，但同时我也觉得尴尬——我该说什么呢？最后，我还是抽泣着接起了电话。

"卡尔，怎么了？"她问道。

我解释说我晕过去了，感到不舒服，但她知道我肯定还有什么没说出来，也同意来接我。我边等她，边坐在床上，试图想清楚她来时该跟她说什么。焦虑症是我的肮脏小秘密，我不希望它被人发现。外面响起了敲门声，我一开门，之前想好的一切说辞都飞出窗外，只剩下满眼泪水。起初，丽莎显得不知所措。我不怪她——在她面前，我一直是从不哭泣的强硬角色，现在这个开门的却是个红着眼睛、情绪化的废物。她帮我收拾好所有东西，我们没说一句话。我不知道该说什么，我想她也不希望用追问的方式让我难堪，所以我们一直保持沉默，沉默着手挽手下楼。我不想被刚才一起吃晚饭的人见到，但是我太虚弱了，根本走不快。我们上了车，我知道不容错过的时刻马上要到了。

上路15分钟左右，我决定给这10年的缄默画上一个句号。

"我有件事要告诉你，我对你不够诚实。我自己也不太清楚，但我患有焦虑症。"

我并没期待丽莎给出善解人意的回答——不是因为她冷漠，而是因为我独守这个秘密太久了。

"没关系。别担心，我相信没什么是我们解决不了的。"

在我如此低落时，这些话听上去是这么宽慰人心。我继续向她倾诉，焦虑症是怎么影响了我的生活，我已经煎熬了多久。她对这一切都没表现出惊讶，再次让我感到了巨大的安慰。我并不完全确定她会做何反应，或我该如何反应——我只想说出当下所想。我们回到家，我百感交集地躺上床，一方面为袒露真相而感觉轻松，另一方面则害怕它的影响，怕这可能改变我们的生活。经过这一夜折腾，我已经筋疲力尽，没力气继续担心，于是睡着了。

第二天有些奇怪，我既感到解脱，又感到羞愧。坦白了焦虑症和抑郁症的事首先让我感到脆弱，又让我意识到自己需要帮助。我坐到电脑前，开始第一次搜索"焦虑症"，了解别人的经历和故事，这真是不可思议的体验。多年以来，我一直认为自己是地球上唯一一个患有焦虑症的人，但是这些人居然和我经历着一模一样的事。我热泪盈眶，开始哽咽。我简直不能相信——我不是一个人。

2011 年至今

时间一年年过去，我终于做了一个最好的决定：敞开心扉，剖白我的焦虑症和抑郁症。这是你现在能阅读本书的原因之一。加之我在超市的那次经历（后文将提及），我彻底获得了新生。

现在是 2015 年，我用 4 年时间写成的这本书即将完稿。我希望在结合了谈话与探讨会后，这本书能使你以及其他焦虑症和抑郁症患者与我一起获得新生。

今天，我正过着之前认为完全不可能的生活，有时好，有时坏，和所有人一样。但是我非常安心，因为我知道焦虑症和抑郁症再也不会像从前那样折磨我了。今年年初我就证明了这点，当时我决定（独自）去拉斯维加斯。对某些人来说，这当然不算什么大事，但对于经历了一切（尤其是那次酒店事件）的我来说，这是人生已经发生彻底改变的终极证明。多年以来，我做梦也不会相信这是有可能的，但我做到了！作为扑克牌和现场演出的爱好者，拉斯维加斯是确认我已进入独立新状态的理想地点。我还实现了去看蓝人组合演出的愿望。在过去，独自去看演出（尤其是在拉斯维加斯）对我来说根本不可能做到。

看吧，事情会改变的。我的任务是分享自己战胜焦虑症和抑郁症的知识和手段，使你像我一般改变人生。即便经历了这一切，包括多年痛苦的折磨、严重惊恐发作、社交焦虑、强迫症、广场恐惧、感觉人生跌到最低谷、抑郁并想要自杀，我现在依然可以告诉你，改变是绝对可能的。

我为何写作本书

我不希望本书与市面上卖的其他书大同小异，一个重要原因是，市面上那些书并没有提供我想要的答案——你应该知道这很重要，因为如果你曾像我以前一样寻找解决方案，却无法在书中获得答案，最终可能会怀疑解决方案究竟是否存在。你我都明白，心理疾患是所有人可能承受的最可怕、最痛苦的情况，所有深感痛苦的患者都在拼命找寻一件事——答案，但我却未曾找到。尽管掌握了互联网上可搜索的所有信息、图书馆可查阅的所有资料、心理医生经过多年专业训练所提供的所有建议，我就是找不到真正的答案，我总是一遍遍听着重复到令人生厌的话：

"不过是焦虑罢了，卡尔，不用担心。"

"我能展示给你一种疗法，保证根除它。"

"吃这些药，坚持12周。"

"音乐放大声点，转移注意力，忘了这些吧。"

"打起精神来！"

我尝试过理疗，吃过药，读过几百本励志类自助书籍，观看过无数DVD，听过无数CD——肯定已试遍市面上的所有方法。它们全都是没用的垃圾，跋涉其中是一项漫长又不可能的任务，获得的建议越多，就越感到幻灭。真正有用的帮助和建议似乎还留在石器时代，久久到不了我眼前！我唯一清楚的是，有多少家营利机构正想从我的脆弱中牟利。我尤其憎恶的一点，就是"无效退款"之类的承诺。

我们会治好你——否则就给你退款！

就一台洗碗机保证"无效退款"很正常，但就人的精神状态做这样的保证却是不应该的！对我来说，这一句话就体现了我身处的一团混乱，我们这些拼命寻求治疗的患者根本没有任何机会。我所浏览的网页似乎都在竞争——看谁能运用最厉害的销售技巧，从脆弱者身上攫取最大利润。名人的推荐和保证都在那里诱惑你、劝说你，做出诸如"治愈"和"根除"的承诺，可其实那些内容全是虚假且有误导性的。我的医生一度只给我两个选项：药物治疗和CBT（认知行为疗法），二者均不能保证长期有效，更不能帮我彻底解脱。没有人真正知道我正在经历着什么，我的耐心和时间正在飞快地耗尽。

治疗方法真的存在吗？

我只能期待有效期很短的疗法吗？

我只能以这种状态度过余生吗？

上面说的这些只是成天挤在我头脑里嗡嗡作响的问题中的一部分。我的乐观早在几年前消耗殆尽，我的心空空如也。我感到消沉脆弱，不知道该相信什么，该相信谁。

曾有几次，我以为自己已经找到"治愈之法"，取得了重大进步，却发现焦虑症和抑郁症以更加凶猛的态势复发，毫不夸张地说，那是具有毁灭性的。最终，什么都没用，我不断受打击，不断失望，没有选择，也不知该向何处寻求帮助——我只想要答案。

如果那么多人与我经历相同，心理健康问题如此普遍，为何我们还是没找到有用的疗法呢？

对于焦虑症和抑郁症可能有多么顽固，我虽亲身体验过，却不能理解为何找不到真正的解决办法。

是时候改变了

我最喜欢的一句话来自爱因斯坦：

疯狂就是：一次次重复做同一件事，却期待不同结果。

在我看来，这句话总结了长久以来我们应对心理健康问题的错误方式。我们需要一场革命，做出彻底的改变。

　　我的天性非常固执和顽强——想想看，我可以忍受15年的焦虑症和抑郁症！一个朋友曾对我说，我喜欢故意唱反调。我同意他的说法。我喜欢挑战现状，如果我不相信某件事就可能直接说出来，即便其他所有人都与我意见相左。我非常庆幸自己拥有这种品质（或照我朋友的说法是缺点），因为我需要穷尽这种品质来寻找答案，挑战现有方法。

　　我不打算进行哲学辩论，但事实确实如此：生活中有太多事情被我们接受为准则规范，只因为别人说我们应该如此。比如应该如何应对焦虑症和抑郁症。

　　如果甘愿继续墨守那些从没发挥作用的成规，如何还能做出改变？我就是需要改变。缺乏优质的信息、诚实的答案和真正的帮助……这些只会让我感觉沮丧，我需要以改变为目标，自己去找到答案。

　　现在，我非常高兴能与你分享这些答案。

引　言

读者可能发现，我会近乎偏执地使用某些词汇（这是我的强迫症所致）。许多人谈及克服焦虑症和抑郁症时会用"痊愈"一词，但我喜欢用"新生"——仿佛凤凰从灰烬中涅槃。"恢复"也不错，因为这确实只是将早已拥有的东西拿回来罢了。

如果你很性急（像我一样），可能想立即获得答案。不要担心，我们很快就会谈到你需要知道的全部答案。同时，这里还有一些你可能想要了解的信息：

1. 你想要的生活早已存在。

2. 你早已拥有所有答案。

我可以预期，一些人对上文的直接反应会是"哦不，不要再说这些励志自助类的废话啦"或"我如果早有答案，那还读这本书干吗？"，但是，请耐心听我说。

首先，我保证不说那些早已泛滥的励志类话语，它们以前对我没帮助，我想也不会对你有帮助。其次，你确实早已拥有所需的答案，我要做的不过是帮你重新发现它们罢了。

焦虑症和抑郁症有能力在你的头脑里不断蔓延，这点我们无须怀疑。但总有一刻，它们不再能掌控你。那可能就在最近——在你和你的孩子们玩耍时，观看最喜爱的电视节目时，或坐在海滩啜着鸡尾酒时。无论那是什么时刻，都证明了你早已知道过自己想要的生活究竟是怎么一回事——那是建立在自由和选择之上的生活，它早已存在，它在等你。

你要集中关注的是，这种生活早已存在，而不是该如何实现。

高度焦虑和抑郁当然会使你产生自我怀疑，认为新生是不可能的。我经历并了解过这种感觉，它用小小的、脏兮兮的爪子紧紧抓住你，让你难以摆脱。这也是为什么从一开始我就希望你记住，你想要的生活早已存在，尽管你可能需要认真回忆，追溯到好几年前，但它确实存在。焦虑症和抑郁症不希望你知道这点，它们会尽力把你封锁在它们所谓的"舒适区"内，让你以为自己是安全的。当然了，待在家里锁上门要比去外部世界冒险安全些，但这算什么生活？日复一日地盯着家中四壁并不是生活——你我都知道生活包含太多太多。

舒适区的尽头，就是生活的起点。

——尼尔·唐纳德·瓦尔施（Neale Donald Walsch）

正如我在上文中提到过，本书包括了许多我的个人经历。在分享所有肮脏的小秘密之前（你可能会说："真希望我的人生能那么有趣！"），我先来说说本书背后的方法，尤其是焦虑再平衡（Anxiety Rebalance）的原理，并解释这种方法的特别之处。如果你喜欢这部分，可以继续往后读，直至找回平衡。

序章：焦虑再平衡

准　则

在创建焦虑再平衡方法时，我遵循了以下一些准则。这些准则使得焦虑再平衡的方法行之有效，所以或许对你也有用。

诚实

当我在寻求答案时，曾有人向我许诺："你再也不必面对恐惧。"我想你也一定同意，这听上去很好，但其实是一派胡言。焦虑症和抑郁症是由恐惧驱动的，因此你必须采取的第一步就是直面它们，否则它们就将一直主导你的生活，要多久有多久。就好比你害怕蜘蛛，如果你一直避免碰到它们，又怎么会知道自己是否已经克服了对蜘蛛的恐惧呢?

我之所以找了这么久答案（而且并未找到），一个重要原因就是我不诚实。我没有耐心、深陷绝望，（和其他人一样）想要奇迹般地快速恢复。因此我尝试了许多方法，想要立竿见影，却从未成功。没人能够诚实地告诉我，这样是没有用的。

你希望听到的信息并不总是有用的，不诚实是其他方法失败的主要原因。在本书中，我旨在100%保持诚实，这意味着我不仅会谈论好事，也会指出那些难事。这对读者来说，有时可能有些难以承受，但我只是不想误导你。我将保持绝对诚实，基于已经证实的事例和经验讲述事实，希望这种新做法能使你获益。

简单

再次引用爱因斯坦的一句话：

如果你不能简单地解释一件事，就说明你并未足够理解它。

我完全同意！如果你需要费大力气去谈论或书写某件事，就说明你并没真正搞懂它，因此我想尽可能保持简单，集中谈论你真正需要了解的问题。此外，如果某事看起来过于复杂，你很可能根本就不会去做它！好比那些速成节食法，你可能动力满满地开始，却很难持之以恒。关于我将分享的那些好方法，它们越简单直接，就越可能被你付诸实施。

我们总感到焦虑症和抑郁症是复杂的，所以走出来之前才要挣扎很久。事实上，一切都应直截了当：只需要用最简单的语言和最快捷有效的方式告诉你该怎么做，而不是靠无用的信息、专业术语和10种不同方法对你轮番轰炸。由于我能集中注意力的时间很短，所以我会采取简单的形式。如果你想找冗长的科学解释，那我只能说你来错地方了！但是，在我的书里，你将获得答案，它们曾让我挣脱焦虑症和抑郁症的枷锁，加速重获新生。

现实主义

多年以来，我听到过许多建议：有些好，有些坏，有些简直荒谬可笑。其中一个方法是：每天吃8根香蕉，锻炼两三个小时！尽管我知道运动有无数好处，可我不想让过量运动耗费我的生命。我也知道吃香蕉很好，但如果每天吃8根，我自己都快变成香蕉了！

要求你完成种种不切实际的任务没有意义，我永远不会让你做任何能力范围之外或我自己也不会做的事。于我而言，这关乎进步，而不是达到完美。一旦你被我领上正确的道路，朝着正确的方向前进，其他一切就无关紧要了。

幽默

治愈焦虑症和抑郁症是一个严肃的话题，我从未想要忽视这一事实。但是，我注意到当我受到焦虑症和抑郁症的折磨时，会把一切看得太严重，这大大损害了我笑对事物和自己的能力。

幽默能让你以不同眼光看待事物，因此我喜欢往所有东西上加点幽默。当你读这本书时，我期待你能时常发出欢笑，如果你不笑，我会生气的。

鼓舞

我们都需要鼓舞，无论它的来源是我们自身的成就还是他人的成就。我会扮演你的朋友，帮助你对抗和改变自己的想法，尽量详细地与你分享我的故事，从而让你知道，我是怎样跨越焦虑症和抑郁症的泥淖的。

　　我希望你能从一个事实中获得鼓舞：以前我的情况和你现在一模一样，我确切地知道，改变是有可能的。我没有任何超人的能力（我和你一样都只是普通人），因此你也可以做到。

区　别

我希望焦虑再平衡与其他方法迥然不同，因为长期以来其他方法都对我没有帮助。我觉得需要在此检视我曾用过的数种方法，讲讲在我看来什么是好的——以及什么不那么好。

分散注意力法

分散注意力法建议：打开音乐或做些其他活动，让你的脑子忘掉焦虑。

我：好的，我照做了，有片刻我的确不再焦虑了——非常感谢！但是等一下……我又开始感到焦虑了。我现在该做什么？我该继续分散注意力吗？我还要这样做多久？一天？一周？一辈子？

此刻，你或许可以看出，我并不太赞成这种疗法。我只是表现得有礼貌罢了——事实上我认为，这是我听过的最糟糕的解决方法之一。如果任何人声称这是焦虑的长期疗法，他要么是想通过误导他人来捞笔快钱，要么就是在随大溜，没意识到这种疗法毫无效果。

当我的女儿摔倒并弄伤膝盖时，分散注意力是很好的方法。为帮助她克服短暂的疼痛，我把她扶起来，假装在找一只猫（她喜欢猫），好让她分心。这通常有效。短暂的疼痛一过去，她就全部忘记了——这就是我要表达的意思：短暂的疼痛会过去，但焦虑会一直停留。

焦虑深深根植于每个患者心中，无论我们怎样试图使自己分心，焦虑都一直在那儿。"分散注意力"这一说法本身就有误导性——它隐含的意思是你将一直受到高度焦虑的折磨，你用尽全力也只能让自己分心罢了。这不仅毫无鼓舞作用，也毫不正确。

分散注意力的作用充其量不过是将各种症状罩起来——因为它不解决问题成因，所以从根本上讲是无效的。想象一座潮湿发霉的房子，你能往墙上刷漆把霉菌盖住，让房子看起来漂亮些，但房子将来还是会发霉的，那时的情况甚至可能比原来更糟。我在这样一座房子里住了10年，每天戴着刷了漆的面具，生活在否认之中，假装一切都好，直到霉菌不可避免地滋生蔓延，把房子侵蚀到轻轻一击便会轰然坍塌。

多数方法都不能解决焦虑的根本原因，因此它们是无效的。你可以继续不停地实施它们，期待产生不同结果，但最后结果都将一样。所以我非常推崇心理咨询等谈话疗法——它能帮你触及问题根源并予以解决。如不这样，你将很难前进。

心理咨询 / 治疗

我完全尊重心理医生的工作，并向每个人推荐心理咨询——但要遵照一条约定：找个好医生！每一行里都有人做得好，有人做得差，多年来我在心理咨询这方面寻求了许多专业帮助，既遇到过好医生，也遇到过坏医生。

如果想要解决焦虑症和抑郁症等问题，绝对关键的一点是要会沟通和分享。当你需要与某人进行一场不带偏见的谈话时，一个有经验的心理医生就很不错。并不是所有人都有家人或密友可以倾诉，有时心理咨询是唯一的选择。有时，你也可能不想与关系最亲密的人分享内心最深处的想法和感受，因此心理咨询就是一个理想的选项——对方不带偏见，不会随意评价你。

我非常幸运，能够找到一个好的心理医生，帮助我理清思路，给我必要的安慰。我还从一些朋友和家人那里获得了支持，他们给了我坚韧的爱，陪我度过了最艰难的时刻。但是，这一切都还不能解决我内心深处的问题，对此我认为有两个根本原因：

1. 你不仅要解决心态问题，还要解决生活方式问题。

焦虑症和抑郁症的问题需要在两个层面上解决：心态和生活方式。心理咨询可能对转变心态有效，但对生活方式的作用不大。只有真正经历着、呼吸着、感觉着、触碰着某种生活的人，才能理解该做出何种改变。

2. 缺乏真正的理解。

我想你肯定会同意，除非是亲身经历过严重焦虑症和抑郁症，否则人很难真正对焦虑症和抑郁症患者产生同理心。在解决问题时，没有什么可以真正取代个人体验。如果你想走上新生之路，真正有用的信息只会来自早已实现新生的人。

如果你可以找到一个亲身经历过焦虑症和抑郁症的心理医生，你就很有希望好起来。这样的人更可能理解，要实现改变，除了调整心态外，还必须调整生活方式。朋友和家人也同样如此——如果他们经历过或在某种程度上理解你正在经历的事，就更有可能提供你所需要的帮助。但是，情况并非总是如此，同情的肩膀和有用的建议并非随叫随到。即便拥有许多来自家人的支持，但家人毕竟不是专家，因此我依然建议去看心理专家。有很长一段时间，我曾认为探讨自己的过去是浪费时间，但事实证明我的内心有太多需要释放的阴暗秘密。于是，在一位优秀专家的帮助下，我摆脱了这些秘密，这对我的新生起到了重大帮助。

催眠疗法 / 针灸疗法

我在寻求"治愈"方法时，对催眠疗法产生了兴趣。谁不希望闭上眼，再睁开时就发现重度焦虑已不翼而飞？我原以为这是我要找的最完美的速效疗法，但不幸的是，事实并非如此。

我曾看过一个心理医生，疗程中包括催眠这一项。我自然会感到疑虑。但在当时，即便有人告诉我把头夹在老虎钳里等 10 天就管用，我也会照做的。我坐在椅子上，按指令闭上眼睛，听着她轻柔缓慢地从 10 开始倒数，任思绪随之飘远。我记得当数到 1 时，我还闭着眼睛坐在那儿，头脑像刚进门时一样清醒。10 分钟后，还是没有变化。我还是闭着眼，她还在问我问题，我一边礼貌地回答，一边想还剩多久才能结束，我要保持礼貌，不能中断疗程。所以，这持续了整整一小时。

离开时，我并不完全确信我应该期待些什么。我对此的期待原本可能更多一些，因为我看过保罗·麦肯纳（Paul McKenna）的电视节目，在节目中他会让人们在催眠状态下做些蠢事。最终我决定取消治疗，我认为这次经历令人失望透顶。可能催眠疗法并不适合我，也可能是催眠师的问题，如果换其他的治疗师，或许有用？我决定再试一次，找了一个有20多年催眠治疗经验的医师……但结果还是一样。我想，这大半取决于个人的接纳程度，随便你怎么想好了！我显然不是个接纳度很高的人，因此催眠对我无效。但是，我将继续保持开放的心态。如果催眠对你有用，我有什么资格去否认呢？如果催眠像针灸一样，会为你带来一种放松的体验，舒缓焦虑，那为何不坚持呢？你可以把催眠当作一种放松的手段，并继续下去。但你应该始终清楚，治疗焦虑症和抑郁症要求你睁大眼睛、投入全部意识——这是真正的应对之道。

医生 / 药物疗法

首先，我想说我非常尊重医生及其工作，如果我需要医疗救助，会首先给他们打电话。埋怨医疗界对焦虑症和抑郁症缺乏有效帮助的做法太轻率了，所以我根本不会埋怨医生，我认为这没那么简单。

如果你正经历着心理健康问题，一般首先会想到你的医生。在许多情况下，你去看医生时，还不知道焦虑/抑郁是你的病因，因此需要医生来诊断。对焦虑症和抑郁症的体验因人而异，而这可以衍生出太多东西——这也是为何医生接触的病例中有50%都与压力相关。现在，让我们带着这个想法站到医生的立场上。医生的工作不容易，对全科医生来说，他们需要涉足各种领域，但单单焦虑症就是一个庞大的主题，它有太多病因和表征了。

让我们以摔断腿为例，如果你摔断了腿，断了也就断了，你打上石膏，等一段时间，它自然就康复了。但是（很不幸），焦虑并非如此简单。许多事情都可以归因于焦虑症和抑郁症，心理疾病带来的并发症会让医生更难处理。因此，医生们往往会过分频繁地开具抗抑郁药等处方药，没心思考虑潜在成瘾性等长期影响。如今随着人们引入谈话疗法，情况已在逐渐好转，但还有很长的路要走。

> 服用抗抑郁药，好比因为一棵树生病，而烧掉整片森林。
>
> ——鲁比·瓦克斯（Ruby Wax）

我从来不支持服用药物。当我吃药时，我曾认为那是个容易的办法。我拿出一粒药，吃下去，就希望一切都会好起来。事实则并非如此简单，我并非无知，我承认在许多心理疾病中，开具处方药物是必要的。但是，我也看到了另一面——在许多案例中病人并不需要药物，所以可以安全地避免服药。应对重大的应激性创伤和应对焦虑等日常情绪是有很大区别的。太多人试图用药物掩饰这些日常情绪，但这样做不正常。我们都会经历起起伏伏，在经历幸福和快乐的同时，也应做好准备迎接悲伤和焦虑。它们或许很伤人，但它们就是生活的一部分。我们必须接受这点，而不是用药物来掩盖真相。

药物治疗对焦虑症和抑郁症来说是一种短期解决方案吗？可能是。我曾经感到焦虑带来的痛苦太大，以至于除了吃药别无选择。焦虑症和抑郁症能带来和生理疼痛一样的痛苦，而我们对痛苦的自然反应就是消除它，有时这意味着服用药物或镇静剂。我生活在发达国家，这意味着我足够幸运，能获取这些处方药，但同时我们应该明白这不是，也不应该是一种长久之计，因为这可能导致药物成瘾等并发症。另外值得指出的是，在某些案例中，药物的副作用甚至比实际病症更为严重。

我接受的药物治疗最长一次持续了3个月，其间我完全不能适应它（在后文中我将分享体验）。很幸运的是，我没有对药物产生依赖，但我见过很多人因此陷入依赖，有些人已经服药多年，现在根本无法停药。一旦对药物上瘾，本应帮助你的事物就会变成你的麻烦。当你对某件事物上瘾或极度依赖时，你就不再是自由身了，因此药物疗法永远不能成为焦虑症和抑郁症的长期解决方案。一旦依赖药物，便不再拥有自由，自由意味着解除依赖，超越焦虑症和抑郁症。依靠他物来缓解你的症状，只会让你走上另一条根本不想走的路。

我非常现实地知道，无论我或其他人说了些什么，如果你想要服用药物，你还是会去服用。如果你真这么做了，我希望你能联想起电影《黑客帝国》（*The Matrix*）里的红药丸和蓝药丸（如果你没看过这部电影，我强烈推荐你看一看）。

在这一场景中，梦神给主人公尼奥两个选择：

1.吃下蓝药丸，完全天真无知地生活着。一切都是假的，但你永远不会知道真相。

2.吃下红药丸，发现真相。真相有时可能很难承受，但你至少不再生活在谎言中。

和尼奥一样，我选择红药丸。

思　想

　　曾有15年，我深陷在一种症状里，即：将一切事物过分复杂化。因此如今我大力推崇简化。现在就让我们运用简化理论，简要概括该怎样应对焦虑症和抑郁症吧。如果你已很久未听过什么好消息，我这里现在就有一条：

应对焦虑症和抑郁症只有一个要求：平衡。

　　请想象一台天平，左边是焦虑、压力、恐惧、自责、悲伤和不确定，右边则是——空的。这台天平就是你的生活，它向一侧倾斜太多，你不可能像这样倾斜着到处走！否则你不但看上去很蠢，还很容易跌倒。你需要在生活中找回平衡，找到能与天平左侧各种消极情绪抗衡的东西（例如快乐、喜悦、爱、兴奋和确定），然后把它们放到右侧。

　　这条理论非常简单，其实最好的理论往往都是简单的。但滑稽的是，这些最好最简单的理论即便被提升至显眼的位置，有时也难以被发现和实施。我们仍会过分热衷于追随他人，去坚持一些从未奏效的事，而宁愿忽视这些显而易见的事。我们总是行动太快，反而没时间去质疑："难道就不能如此简单吗？"我写这本书，就是为了改变这一想法，因为有时事情确实就是如此简单。如果你的生活充满不确定，那么你就需要更多确定性，来维持平衡——就是这样。当我们意识到事情从没有想象中那么糟，可能会感到尴尬，但不要为了面子而停滞不前。一切其实很简单——有时就是做个不同的选择而已。

除了接受简单化，我们还需要接受一个事实，即生活中充满了对立：欢乐对痛苦、善对恶、爱对恨。生活必须如此，因为生活远非尽善尽美——就是要有不完美和不平衡，生活才能运转起来！每当我们有选择和自由时，一切都有可能发生。作为人类，我们拥有充分的选择和自由，这是我们的特权，也是生活的魅力。事物的走向不是正确就是错误，感觉不是好就是坏，在一个不缺欢乐、喜悦和爱的世界中，当然也不缺悲伤、内疚和焦虑。换句话说，你必须全盘接受，而不能只接受好的一面。我不介意承认自己也曾与这一观念斗争许久，曾将一切事物过分复杂化，曾将一切不成比例地放大。作为一个总希望取悦他人的人，我曾经无法接受"有人可能不喜欢我"这种想法。这向我摆出了一道选择题：是接受这种对立并带着它继续前行，还是像鸵鸟般埋头沙中，离群索居。不，不，不——我不会被打倒！我决定打开门，接受好的，也接受坏的，接受我将有好日子也有坏日子，接受焦虑将以各种形式永远存在于我的生活中。我决定不再对抗自然，而是顺应自然，调整我的平衡。

在此我将再次引用爱因斯坦的名言："生活就像骑自行车，如要保持平衡，就必须不断向前。"太正确了。但这并不意味着你必须冷酷无情地继续生活——远远不是那样。这其实意味着，你必须坚持前行，如果你站在原地不动，将自己封闭在不变的思维模式中，一直重复与过去相同的事，焦虑症和抑郁症就会追上你，继而折磨你——除非你不断向前，张开双臂拥抱改变。

怎样改变

如果你想骑上那辆脚踏车，开始让生活向前，就需要做出改变，改变非常重要。对我而言，当我了解焦虑症和抑郁症真正关乎什么，当我发现真相时，改变就开始了。真相是什么？我想读者可能会问。真相是：决定如何运用你的思想以及如何生活的人是你自己。你问我是从哪里获得勇气的？就是这里——知道一个念头是否会毁掉我的一天是由我决定的，知道一种思维模式是否会毁掉我的未来也是由我决定的。

在继续谈论其他你需要知道的真相之前，我想先提及两点：

1. 你将注意到，当我谈到焦虑时，我倾向于称其为"高度"焦虑（High Anxiety）。我之所以这样做，是因为焦虑的程度是可以测量的，高度焦虑症患者的焦虑程度高于普通水平。同样的原理也适用于我所说的"低能量水平"，能量越低，抑郁越严重。

2. 你还将注意到，我会更频繁提到焦虑而不是抑郁。如果你将自己划归为抑郁症患者而不是焦虑症患者，也无须紧张，我保证你选择这本书没错！无论你是否意识到，焦虑症和抑郁症这二者，你只要有其一，就必然有其二。这二者总是出双入对，就如同草莓和奶油一般（只是没那么美味）。

用最简单的话总结，高度焦虑症和抑郁症不过就是心理上的失衡，治愈关键便是学会找回平衡。

焦虑的真相

毫无疑问，高度焦虑可能非常残忍，因此我们的本能反应就是与之抗争。但这是一场无法打赢的战争，因此我们的梦想会快速幻灭。更重要的是，这起初就是一场毫无意义的战争，我们根本不应该上场。

你越抗拒什么，就越应坚持什么。

——卡尔·荣格（Carl Jung）

焦虑不是你的敌人，而是你的生活伴侣。焦虑对生存是必要的——没有焦虑，就没有生存。你应该学会舒适地与之共处，接受它是生活的一部分的事实，这样才能获得胜利——每次都能。

我一次次惊讶地看到，有这么多人自称专家，表示能够彻底"治愈"和"根除"焦虑。我对此很难理解，因为任何真正了解了焦虑的人，都不会做出这种荒谬的承诺。

1.焦虑不存在治愈方法（永远不存在）。

2.焦虑不可能根除。

我之所以花了这么多年寻找答案，高度焦虑者之所以不停寻求"治愈"，都不是巧合，因为我们要找的东西根本不存在！

焦虑并没有一个开关，让你可以随时把它关掉。它深深地、真切地根植于我们体内，与其他情绪一起组成了我们的感受。在感到悲伤或愤怒时，我们的正常反应不应是完全根除悲伤和愤怒的情绪，而是接受它是生活的一部分，承认愤怒和悲伤是健康的情绪。如果我们承认前者是健康的，那么焦虑也只是另一种健康的情绪表达罢了，我们又为什么认为它应该被"根除"呢？上述情绪都可能带来不快乐、不舒服的感受，但这是人生体验的一部分。举个例子，如果我们连被甩、被辞退都感到开心，那我们的世界也未免太奇怪了。

正是焦虑每天早晨催你起床，正是焦虑让你在过马路时注意安全，正是焦虑督促你去寻找亲密的爱人和朋友，正是焦虑提醒你让孩子们吃得好、保持健康。焦虑使你的生活成为可能。所以不要再感到难过，不要去对抗焦虑，去拥抱它吧，感谢有它这样忠实的伙伴。

焦虑折磨你这么久，你怎么还可以这样为它说好话？

我现已接受，焦虑将永远存在于我的生活中，通过改变对它的理解，我也彻底改变了应对它的方式。我明白，克服高度焦虑需要一生的时间，不能一蹴而就、立竿见影，焦虑是关不掉、治不好、除不尽的。

接受焦虑是生活的一部分，并不意味着必须受它主宰。再平衡的概念是：一旦你回到正常的焦虑水平，就不必再围绕焦虑做各种生活决策了。你将重获掌控权，自由地过一种快乐、积极、充实的人生，想做什么就做什么，想什么时候做就什么时候做。

要理解平衡为何是焦虑症和抑郁症的唯一解决之道，关键是：承认每个人都面临着焦虑症和抑郁症。

高度焦虑者和"正常人"之间的唯一区别是,焦虑的程度和持续时长。

你真的不是一个人,得知了这一点后,你应当充满信心,明白改变是完全可能的。无论背景如何,焦虑症和抑郁症的持续时间有多久,情况有多严重,每个人都能实现平衡。

一旦实现平衡,焦虑症和抑郁症将再也不会主宰你的生活。

再平衡刻度表

对你而言，平衡意味什么？你怎么知道你已获得平衡，你的最终目标是什么？

这些问题都很重要，为了回答它们，我制定了以下刻度表：

刻度7：恐慌

刻度6：高度焦虑

刻度5：高于正常水平的焦虑

刻度4：平衡

刻度3：低于正常水平的活力

刻度2：低活力

刻度1：嗜睡

刻度 7：恐慌

恐慌（Panic）——这可是我多年来最好的朋友啊！显然，我是在自嘲，无论如何我都不会把恐慌划归为朋友的。如果你是高度焦虑者，我确信你也对恐慌有全面的认识。恐慌之所以居于这份刻度表之首，是因为它代表了焦虑最极端的形式，并会导致一系列有害症状，其中典型的有：出汗、眩晕、恶心、心悸、发抖、麻木、刺痛、胸闷、气短、窒息、口干舌燥、胃里翻江倒海、冷热交替，以及其他所有可能出现的不良反应。

在焦虑最严重的时期，我几乎每天都会经历惊恐发作。有些时候触发因素很明确，例如去超市（去超市对我来说尤其困难，总会引发恐慌）。另一些时候，惊恐发作可能毫无征兆地突然出现。我可能只是在做看电视之类的小事，突然就开始感到心烦意乱、身体不适。由于这些感觉毫无来由，所以我会因不知发生了什么而愈发恐慌。

至于我究竟经历过多少次惊恐发作，又是怎么熬过来的已毋庸赘述。但我真的相信自己病了，病得很严重。这令我感到无比沮丧，甚至会求医生："给我下诊断吧，诊断成什么病都行——这样我就不用再受煎熬了。"但是，我从未得到过明确的诊断。

恐慌的表征

·定期因思想焦虑而产生急性惊恐发作。焦虑的想法有时会升级为恐慌，持续时间各有不同。

·你可以知道自己为何感到恐慌（例如身处让你感觉不适的地方），但并不总能确定。

·恐慌不可预测，可能不定时发作，有时会在最出乎意料的瞬间突然来临。例如，在开车时，你可能突然开始产生一种窒息感，继而遭遇惊恐发作。

·恐慌症状（胸闷是最常见的）会让你害怕自己可能有生命危险，进而寻求药物急救。

·你会时常迫切想要摆脱某种处境，回到你的"安全地带"。

·你会逃避曾让你恐慌的特定情境和场所，例如超市和餐厅。

·在经历焦虑时，你有时会产生一种不真实感，觉得自己已脱离周围环境，成为自己的旁观者。

·恐慌有时会让你感觉自己"快要发疯了"，失控的想法也让你害怕。

刻度 6：高度焦虑

在描述高度焦虑方面，最好的比喻就是游水的鸭子。水上（外部）看似平静，水下（内部）则在拼命划水，保持一切正常。在过去15年里，我大多数时候都过着这样的生活。我可能正坐在沙发上看电视，却感到自己身处战争前线。从早上睁眼到晚上睡觉，高度焦虑一直占据着我的生活，操控着我做出全部决定。

高度焦虑的表征

·你会避免去超市等拥挤场所，因为这些场所让你感到头晕目眩、心神不宁，甚至可能使你昏厥。

·你不想一个人待着，因此产生了对身边某人（爱人、朋友或家人）的依赖。

·你想掌控生活中的一切。

·你关注自身健康并夸大病症：认为头痛可能是脑瘤，胸痛可能是心脏病。

·你经常生病，胸部、颈部和背部等身体特定区域经常感到疼痛或僵硬。

·你对饮食很挑剔，因为你意识到不同的食物会让你产生不同的感受。

·你经常出现消化不良或胃痉挛等问题。

·你在网络上搜索自己的症状，并去看医生寻求诊断。

·你有时会没来由地感到恐惧、不堪重负和不知所措。

·你难以平息头脑中不断翻腾的各种想法，晚上总是失眠。

·你会做噩梦，常常在半夜惊醒（有时会打着寒战）。

·你感到心力交瘁。

·你有自己的"安全地带"（通常是你家），也有一个活动半径，超出半径太远时就会感到不适。无论何时，你只要感到高度焦虑，就会回到安全地带寻求慰藉。

·你对外部世界感到恐惧，更喜欢待在家里。这会让你足不出户（甚至出现广场恐惧症）。

·有时你会受到恐惧感的折磨。

·你会在社交场合感到紧张和不适。

·你拒绝参与社交，缺席重大场合（例如婚礼），这影响了你的友谊和人际关系。

·你高度自觉和敏感，有时过分担心他人对你的看法。

·你有强迫念头，做事有固定流程。例如，如果不带上特定饮料或任何可以依赖的物件（比如手机），你就不会离家旅行。或者出门时，你会反复检查有没有锁好门。

刻度 5：高于正常水平的焦虑

其症状类似于高度焦虑，但没有那么无孔不入。你还是可以不受焦虑操控，自行应付日常生活的。但焦虑还是有其影响，会以某种失调的形式温和地表现出来。

高于正常水平的焦虑表征

·你急躁、易冲动、易受刺激。

·你有时会向配偶或孩子等最亲密的人发泄沮丧和愤怒。

·你会把工作上的压力带回家。

·之前从不关注或不在乎的小事现在会让你烦恼。例如，如果有人说了你的不是，你的情绪会受影响。

·你的头脑中充斥着各种想法，关注生活中的问题而不是好事。可能对未来和要做的所有事充满忧虑。

·你优柔寡断，不想全身心投入某事，不想冒出错的风险。

·你变得比平时爱喝酒，企图用酒精来放松自己。

·你发现自己的注意力涣散，记忆力下降了。

·你有意识地避开超市和购物中心等拥挤场所，或选择在人最少的时段去那里。

·你很容易感到惊慌或恐惧。

·你发现自己越来越抗拒社交，认为这种经历不愉快甚至不方便，喜欢待在家里。

·你因为担忧而睡不好觉，常常难以入睡。

刻度 4：平衡

平衡是最理想的状态，在这种状态下，焦虑和活力都处于正常水平。你的生活积极、健康，你的决策和行动不再受焦虑和抑郁所左右。焦虑不会时时刻刻存在于你的头脑中，只有真正需要时才会出现。那时，它就像你的生活伴侣，静静地帮你抵御危险，做出合理决定。你不会感到精疲力竭，在心理上和身体上都有足够多的活力应对生活中的日常挑战。

你或许能够想起，自己曾经拥有过这种状态，但那已经是以前的事了。这种感觉究竟如何，让我来提醒你。

平衡是一种什么样的感觉？

·你期待与朋友外出，而不是在恐惧中细数着日子。

·你可以不假思索地去做生活中所有简单的事（例如去买牛奶）。

·你可以与伴侣一同去吃顿大餐，而不会产生无尽的"如果……怎么办？"的想法，或是头脑中交织着恐惧和忧虑。

·如果你感觉某天自己不在状态，就应该记住，任何人都会这样。这并不意味着你的世界就此坍塌了——只是这一天不好罢了，明天又是新的一天。

·你可以出席朋友的婚礼，不会感觉不适，也不必找借口缺席。

·对你来说，全家一起度假意味着快乐、放松和休息。

·你很自信，自我感觉良好。

·你的内心重怀快乐、惊喜和激动——而不是恐慌。

·你的脑中不再充斥着强迫症的念头，取而代之的是健康的关注点和雄心壮志。

·小事就是小事，不会滚雪球般地变成大麻烦。问题可以被一一解决并得到妥善处理。

·堵车不会让你产生不受控制的暴怒和恐慌。

·你的生活观是客观的，心态是开放的，想法是正面的。

·你为拥有的一切感到满足和感恩。

·你躺下后很快就能入睡，醒来时感到精力充沛、神清气爽。

·未来是光明的，有许多值得期待的东西。

更重要的是，平衡意味着自由。没有烦恼、羁绊和心理包袱——只有你和你想过的生活。

刻度 3：低于正常水平的活力

焦虑和抑郁如影随形，分处刻度表的两端。焦虑将挫败你的积极性和幸福感，和抑郁一起降低你的活力。你的活力越低，抑郁越严重。刻度 3 代表低于正常水平的活力，这可能是重度抑郁症的前兆。

活力低于正常水平的表征

·你比平常更加嗜睡、疲惫。

·你没其他人那么开心。

·你没有动力和生气，缺乏斗志和激情。

·你有些愤世嫉俗，在和别人交谈时喜欢找碴儿。

·你感到不满足，总是想着对生活的种种不满。

·你常常思考自己的感受如何——以一种负面的心态。

·你的自我感觉不好，对社交等活动提不起兴趣。

·你经常因为事情超出掌控而自责并感到内疚，即便那根本不是你的错。

·你不想花时间去恋爱，性欲低下。

·你不再像从前那样很容易感到快乐。

·你宁愿不去想未来。

刻度 2：低活力

刻度 2 代表由焦虑引起的更严重的抑郁和不快乐，症状与刻度 3 "低于正常水平的活力"类似，但程度更深。

低活力的表征

·你早上要挣扎着才能起床，没有动力也没有活力去做日常的小事。

·你不想面对世界，感到与之脱离。

·你宁愿待在家里拉上窗帘，也不愿出去见人。

·你感到焦躁不安、缺乏耐心。

·你懒得洗澡或洗漱，个人卫生成问题。

·你的胃口很差，常常不吃饭，或是乱吃垃圾食品。

·生活似乎变慢了。

·你很容易泪水盈眶，经常哭泣。

·你缺乏自尊和自信，照镜子时自我感觉不好。

·你发现自己很难摆脱那种绝望感。

·你常常自问：“这有什么意义？”

·你花很多时间休息或睡觉。

·你读着前文中刻度4（平衡）的内容，觉得那里描述的快乐和自由是不存在的，也无法实现。

刻度 1：嗜睡

刻度表的最底端是嗜睡，代表着极端抑郁，正如恐慌代表了极端焦虑一样。我曾在很长的一段时间内经历过这两者。感到深度抑郁时，我只想昏睡一整天，让身体彻底关机（就像关掉电脑一样），只能期待睡眠把我从焦虑的魔爪中解救出来。我平均一天能睡16小时——是成年人所需睡眠时间的两倍。每隔几小时，我就会醒来，任由焦虑把残存的生机全都从体内掳走。我不再有活力，每天醒着的每一秒都感到身心俱疲。这使得我难以摆脱焦虑和抑郁的恶性循环，因为我唯一想做的（你能猜到）就是睡更多觉。

在另一个极端，高度焦虑导致的失眠曾是我所经受过的最坏体验。我完全了解《行尸走肉》（*The Walking Dead*）中的僵尸是什么样，连续3天睡不好，状态糟糕到满眼通红、嘴角流涎、不能说话。以下是我每晚的典型状态：

> 我的头一靠到枕头上，就开始想本月要支付的账单和还没做的
> 工作。我精疲力竭，尽管很累却无法入睡。我躺着，睁大眼睛盯着

天花板，最后沮丧地决定，干脆起床算了。我给自己倒了一杯饮料，知道现在回到床上试图入睡只是浪费时间，所以躺到沙发上，打开电视。电视的声音让我感觉有人陪伴，没那么孤单了。

我的眼皮开始发沉，看了看钟，此时已经是凌晨了，于是我开始恐慌——我太渴望入睡了，如果再不睡，第二天上班时我就又会像僵尸一样了。

最后，恐慌开始消退，直到凌晨4点左右，我终于精疲力竭地在沙发上睡着了。几小时后，我醒来，感到自己好像根本没睡。我立马开始感到焦虑，开始担心怎么熬过这一天。

我害怕上床睡觉，因为我知道，这一切还会再次发生。

最终，随着时间的流逝和不断练习，我渐渐把睡眠问题调顺了。如果不这么做，就不可能克服焦虑和抑郁。因此，调顺睡眠问题是非常重要的，这也是我再三强调调顺睡眠问题的原因。对于获取平衡，良好的睡眠模式和放松能力是至关重要的。

如果你也有睡眠问题（我猜你有），请放心吧——我们将在第四部分"获得平衡的10项行动"中谈及解决之道。

获得平衡

你或许会问：我看了以上7个刻度中所有表征，觉得多数状况我都有。这正常吗？

这完全正常。生活是平衡的艺术，我们其实都在走钢丝！生活会打击你，也会鼓励你，影响着你每一刻的感受，尤其是你的情绪、人际关系、健康、压力和周遭环境，它们会让你时常自然而然地经历情绪变化。生活是不可预测的，起起落落也是不可避免的，唯一的应对之道就是接受这一事实。只有通过获得平衡，才能应对生活带来的种种情绪。

我设计这个再平衡刻度表，是为了帮助你认识焦虑和抑郁的不同阶段，向你更清楚地展示如何获得平衡。要获得平衡，有两个因素必不可少：练习和时间。

练习

或许你不会这么认为，但你承受了多长时间的焦虑，就练习了多长时间的焦虑——可能你还非常擅长焦虑。你已经适应了现在的生活，你的大脑认为这才是正确的生活方式，但你我都知道，这不是。

你每天加以练习的事物形成了你的"舒适区"，如果你正在遭受焦虑和抑郁，这个舒适区就可能缩小。能够允许你生活的世界不断缩小，最后你只能远离危险而勉强活着（好吧，至于远离危险，只是你自己这么认为罢了）。你的世界越小，你越安全，这或许有道理，但如果你太恐惧以至于不敢出门，那就真的有问题了。

我们每个人都有自己的舒适区，对事物有不同的看法。如果我邀请你明天和我一起跳伞，你的第一反应是什么？一些人可能感到兴奋，另一些人则可能一想到这事，就愤怒地从房间那头丢本书砸我。这个例子有些极端，但如果你是高度焦虑者，你对风险的容忍度会非常低。随着舒适区的继续缩小，你能做的事将越来越少，更别提跳伞了。

高度焦虑和抑郁还会剥夺你的理性，随之带走你的舒适区。它们想让你的舒适区尽可能缩小，因为这样一来让你活着并保持安全就会容易些。它们最希望你缩在卧室里，不出门面对广阔而危险的世界。正因为舒适区在不断缩小，那些过去你出于第二天性常常做的事情就会变得可怕和困难：例如去度假。度假不再是从工作和生活的压力中放松休息的契机——而是可怕、充满恐慌的噩梦。从确认度假预约的那一刻起，你的头脑中就开始打起心理战了。

"如果我在飞机上惊恐发作了怎么办？坠机了怎么办？"

"如果在我离开期间发生了一些坏事怎么办？如果我家遭到入室盗窃了怎么办？"

"如果我讨厌酒店又回不了家怎么办？"

你担心得越多，想得越多，就越不想去度假。你越不想去度假，就越会练习逃避，越不可能再次去度假。从你开始逃避度假起，舒适区就在不断收缩，直到你不愿离开特定半径的"安全地带"（通常是你家）时，舒适区已经缩到极小了，你甚至受不了去商店买东西。现在你可以发现，买牛奶这样的小事可以突然变成问题。你生存的舒适区太狭窄了，即便你是那种最理性的人，你的这种生活也是完全不切实际的了，而你却还在继续练习着这样做。

那么，这与获得平衡有何相干？你必须开始练习你想要的生活，而不是继续过着你不想要的生活，并坚持下去。要获得平衡，你必须重新开始思考，而练习是唯一的途径。你是否曾问过某人"你紧张吗"，而得到的回答是"不，我做过上百遍了"？——没错，练习会增加信心和熟练程度，你越是努力练习做一个平衡的人，就越容易做到，直到平衡重新成为第二天性。

时间

时间和练习一样重要。如果任何人声称快速"治愈"了高度焦虑症和抑郁症，我一定会提出质疑。要在很短时间内改变心理上的坏习惯，是不可能的。你的大脑正在延续着既成模式，打破这种模式需要时间，因为大脑需要时间去学习新模式。这就好比你不可能在瞬间学会一门新语言一样。

在瞬间绝对可能做到的只有改变——改变你对事物的看法。如果你能认识到这一点，那么尽量不要重复同一模式，就能在瞬间做出改变，快速减轻焦虑，大大提升活力。如果你想持续不断地打破原有模式，就可能需要不断练习，直到熟练。正如学习一门新语言时，有些人可能轻车熟路，有些人可能需要一番挣扎才能进步，有些人则会放弃。

之所以说时间重要，另一个原因是它影响了习惯在你脑海中的深入程度。通常你受折磨的时间越久，摆脱起来就越难。如果你已焦虑、抑郁多年，就必须比其他只患病几个月的人付出更多努力。再看一看刻度表，你就会发现你已在两端花费了太多时间，所以才会出现问题。例如，一个高度焦虑的患者会把多数时间花在刻度5 ~ 7之间：

刻度7：恐慌

刻度6：高度焦虑

刻度5：高出正常水平的焦虑

如果你正处于焦虑引发的抑郁症中，则会把多数时间花在刻度1 ~ 3之间：

刻度3：低于正常水平的活力

刻度2：低活力

刻度1：嗜睡

在罹患高度焦虑症和抑郁症期间，我花费了大把时间经历刻度表两端的内容。在一天中经历整张刻度表的内容，对我来说是常事。我可以在恐慌（刻度7）中醒来，随后立即感到绝望和抑郁，只想用毯子蒙起头继续睡觉（刻度1）。

　　你目前处于何种境地，取决于时间和练习，因为这两者决定了你的位置和心态。迄今为止，它们更多地是在阻挠你，而不是帮助你，你需要改变这点。

焦虑症和抑郁症的各阶段

如果你刚弄丢钥匙，为此恐慌了片刻，会说自己患有高度焦虑症吗？如果两个月来，你时时刻刻都经历着丢钥匙时的这种恐慌，却找不出原因，又会怎么说？这是很简单明了的一点，却为许多焦虑症和抑郁症患者所忽视。他们常会忘记，随着时间的变化，自己所处的阶段也会不同。

试想一下，如果你丢了钥匙，出现片刻恐慌是正常的，如果你找了几小时后仍找不到，还一直恐慌，直至找到或另配一套钥匙为止，这也是正常的。事情过去后，如果你依然一直没来由地感到恐慌，才是出了问题。抑郁也一样，如果你把最喜欢的外套落在火车上，难过几小时（或几天）很正常。在接下来更长的时间内还能感到忧郁，才是出问题了。

在上述情况中，事件的严重程度也是一个因素，因为丢钥匙或丢外套不会让生活发生大的改变，所以持续为之困扰不正常。通常，你可以准确找到某些症状（例如惊恐障碍）的触发因素，它可能是某一重大生活事件或创伤（例如丧亲），但有时则没那么简单——任何或大或小的事都能成为开端。无论苗头何时出现，关键都要看持续时间。

在多久之后，焦虑症和抑郁症问题对我来说会构成问题？

这个问题只有你自己能回答。对一些人来说，只要一天充满焦虑就可能引爆导火索，对另一些人而言，只有在较长时间的压力重负下才会开始出现长期问题。

刚步入少年阶段，我就注意到自身的问题了，那时我开始为一些根本不存在的事情杞人忧天，总想着"如果……怎么办"。16岁第一次惊恐发作后，情况愈发严重，我开始担心下一次发作，而这反而加剧了焦虑。不知不觉，焦虑已伴随我10多年了。焦虑使我变得软弱或愚蠢了吗？我应该早点采取措施吗？——我认为，这种想法很苛刻，因为对人来说，重复同一模式要比做出改变容易得多。在对改变的恐惧中，时间飞快地过去了。

从经受短期压力过渡到高度焦虑症和抑郁症的生活是非常容易的，为说明这点，我将运用一个典型例子，分为以下4个主要阶段。

阶段 1

你正处于工作压力特别大的时期，你面临着一大堆账单，一大摊家务事。你的压力水平开始超出平常，你开始产生高于正常水平的焦虑（刻度5）。这些症状本是对压力的自然反应，却由于你难以适应而变得越来越糟。

阶段 2

几天后，你开始思考自己将如何继续生存。邮箱里的账单越堆越多，债主开始讨债，孩子因为打架被停学，老板质问你为何老是迟于截止期限交付工作。高度焦虑（刻度6）症状继续发展，你经历了工作中的第一个惊恐发作（刻度7）。

阶段3

第二天，由于担心再次惊恐发作，你请了病假。你的头脑里充满担忧，开始感到比平常更嗜睡（刻度3）。你又在家待了几天，忧心忡忡，感到更加抑郁，开始思考早上起床有什么意义（刻度2），宁愿整天睡觉也不愿面对现实（刻度1）。

阶段4

又过了几天，现在的你只是在勉强支撑，而不是在生活。诸如"如果不去上班我怎么支付账单？""如果我被炒鱿鱼怎么办？""如果没房子住怎么办？""我将怎么养活全家？"等想法在你的脑子里不停嗡嗡作响。现在，高度焦虑症和抑郁症已经牢牢占据了你的人生，命令着你如何生活、在哪儿生活。一周、一月、一年过去了，你一直在经受着刻度1～7的症状。几十年过去了，你回头看看这一生，开始思考：你是如何在这种身心俱疲的状态中勉强支撑如此之久的？

因为我们各有不同，上述情境在各人身上自然也不尽相同，但焦虑的发展模式大体相同：时间越久，行为习惯就变得越坏。

我要多长时间才能获得平衡？

尽管打破习惯可能只需几秒，但你其实不该问上述问题。在本阶段更重要的，是你应该知道获得平衡是一生的旅程，并不能快速实现。如果你服刑多年刚出狱，会期待立即重新自如地融入社会吗？焦虑症和抑郁症曾束缚了你的头脑，因此破除习惯、享受自由、重获平衡是需要时间的，正如时间曾在你的病情发展中发挥了作用一样。

时至今日我仍在学习，这种学习永无止境。一路上可能有起有落，但越坚信改变，起就越可能多于落。当情况如此时，你就更容易保持平衡。只要你坚持遵照我的建议，加倍努力，这条旅程会如同飞机商务舱般舒适惬意，而不像骑驴走在泥泞路上般颠簸费力。

焦虑再平衡四步骤

以下四步已按正确顺序排列好了，因此我建议你一次尝试一个步骤，确保完全掌握上一步后，再继续下一步。有些没耐心的人（比如我）可能会一口气看完本书，如果你这样做了，请确保时常往回翻翻，将书中的信息作为参考。不论你是什么类型的人，都请确保在继续阅读后文之前，完整看过这里的每个步骤。你必须这样做，否则就无法实现平衡。

第一步：暴露焦虑

第一步是让焦虑以其真实面貌展现出来，一旦它被暴露得无处遁形，你就可以从乘客位移至驾驶位，准备夺回控制权。

第二步：降低焦虑、提升活力的方法

第二步涉及所有有助于降低焦虑、提升活力的方法，当焦虑降低、活力提升时，你将立即开始获益。焦虑不再主导你的思想，你已准备好展望未来、做出改变。

第三步：重新排列你的关注点

关注点决定了生活要往什么方向发展，如果你关注焦虑症和抑郁症，就不难猜出你将变成怎样。我设计的第三步，就是为了重新排列你的关注点，帮助你转向你想要的前进方向。当你走上正确方向，就会知道平衡应该如何得到实现和维持。

第四步：获得平衡的 10 项行动

最后这部分包括为获得和维持平衡所需的 10 项行动。与其回到症状还未出现的过去，否认一切，倒不如直面现实，并去争取和保持平衡。我将通过宣教和指导，让你找到真正重获人生自由的机会，在平衡中继续前进。

第一部分：暴露焦虑

战斗还是逃跑——被滥用的理论

"战斗还是逃跑"这种说法你可能听过，这可以使我们逃脱现实中或感觉到的危险处境。如果你对它的运作机制感兴趣，可以去搜索进一步的信息。但如果你想知道我们如何误用和滥用了这一理论，并产生了更多不可控的焦虑，以及怎样才能停止这一影响，请听我的总结。

案例

想象你正躺在床上，楼下传来声响。你敏锐地听到声响，立即变得警觉。你听着，听到门开了，有人迈着重重的脚步穿过厨房，你证实了自己的怀疑：有人闯进你家了。于是，你立即启动"战斗还是逃跑"系统，体内肾上腺素开始激增，同时出现多种生理反应：

·你的身体关闭了消化、免疫等不必要的系统，来提升能量。

·你的心率加快，血压升高，主要肌肉群开始充血。

·你的肺部充满氧气。

·你的肌肉吸收了更多肾上腺素和葡萄糖，为应对危险做好准备。

· 你的瞳孔放大了，尽可能多地吸收光线。

· 你高度关注眼下的危险，其他一切都变得不重要了。

在这个案例中，在面对可能存在的窃贼时，"战斗还是逃跑"的反应是完全合理和可接受的，因为这些反应会给你提供面临威胁所需的速度、力量和警惕性。但是，如果没有窃贼呢？如果事后你发现你每晚失眠，只是在担心有人入室盗窃呢？如果你在家也不能放松，持续感到紧张不安呢？你已变得过度敏感，开始滥用"战斗还是逃跑"系统了。

过度敏感

如果你曾遭遇过入室盗窃，可能再次被盗的念头就时时刻刻存在于你的头脑中，让你（比起从没遭遇过盗窃的人）对此更加敏感。如果除此之外，你本身就非常敏感、高度焦虑，类似入室盗窃之类的事件则可能成为催化剂，仿佛打开了潘多拉之盒——你一旦经历过什么，就容易受它们影响，将其从潜意识中带到现实里。

以百万富豪为例，有许多百万富豪曾经数次失去财富又重新获得。对他们而言，赚取数百万已是现实，因此即便失去了，他们也知道自己可以重新赚回来。

这与焦虑有何相关？

如果你曾经历过焦虑症/恐慌障碍，你的内心就容易受它们影响，知道它们可能成为现实。一旦亲身经历过，它们就从原来的"只是听说过"，变成切切实实的存在了。随着这种现实性牢牢扎根于你的头脑，焦虑和恐慌就可能并终将影响你的所有决定，一旦这种趋势一发不可收拾（这很容易发生），广泛性焦虑障碍（GAD）就可能迅速成为你生活的一部分。

不同人应对创伤性事件（例如入室盗窃）的方式不同。你如何应对，取决于事件的严重性和你的心理健康状况。一个平衡的、心理素质较好的人会认为，入室盗窃时时都有可能发生，尽管有些令人沮丧，却不会进一步导致任何痛苦。他们当然也会受到影响，但不会让脆弱感引发恐慌和更多焦虑。对处于高度焦虑状态的某些人，在报纸上读到一篇关于入室盗窃的新闻就有可能引发"战斗还是逃跑"反应，甚至有可能只是提到"入室盗窃"这个词就会触发。这是由于大脑过分强调此类事件对其生存的威胁，所以对与之相关的任何事都高度敏感。

入室盗窃＝生存威胁＝战斗还是逃跑

此外，某一事件对你的影响会持续多久，取决于它的严重性和你的心理健康状况。在事件刚刚发生后，你最有可能感到高度焦虑。随着时间流逝，记忆将会消退（时间真的是一味良药）。例如，在经历入室盗窃后，每天睡前你可能都会反复检查门窗是否已锁好。恐惧带来紧张，让你高度警惕，担心事件可能重演，因此你可能会难以入睡，在家中时感到一丝不安。这所有想法和感觉（无论在何阶段）背后的原因归根结底还是：你认为某事威胁到你的生存了。创伤总会导致焦虑，即便心态最健康的人也避免不了持续数天、数周甚至更长时间的焦虑（少数人会出现创伤后应激障碍）。

在何处经历创伤也是一个重要因素，因为这会影响你在未来的应对方式。例如，你如果在超市经历了惊恐发作，就可能避免再去超市，因为大脑已经将超市与生存威胁联系起来了。如果你继续逃避，会发现自己变得更难以踏入超市大门了。不幸的是，你的大脑并不会止步于此，如果你放任不管，它还会将所有公共场所（包括那些不属于甚至远离你的舒适区的任何地方）都判定为具有生存威胁性的场所，并让你在所有公共场所惊恐发作，直到最终你根本不敢离开家（出现广场恐惧症）。又过了一段时间，焦虑症和抑郁症开始严重发作，而这只是所有问题的开始。焦虑导致的心理失调源源不断，强迫症只是其中之一。再结合入室盗窃的例子来看，如果你试图控制自己的感受，就可能形成强迫症——反复检查锁、窗户和大门。如果检查的次数达不到你认为合适的标准（例如5次），你就会认为家里将再次遭窃，从而持续处于警惕状态。事态会以多快的速度失去控制，现在你可以看到了吗？这纯粹就是折磨和自虐，更别提会让人多么精疲力竭！

你如果任由焦虑失控，就会继续滥用"战斗还是逃跑"系统，不可避免地产生更多非理性的恐惧和失调，对一切都思虑过度，凭空担心根本不存在的问题，直到被种种想法卷入"如果……怎么办？"的世界中。

"如果……怎么办？"的世界

欢迎来到高度焦虑的世界——或者我所谓的"如果……怎么办？"的世界。

我在这个世界里生活了很久，这不是个好地方，时时刻刻充斥着偏执和妄想，到处都有人等着害你。"那个人干吗看着我？我有什么问题吗？"我都记不清自己曾经历过多少难以名状的事，多少次惨死，多少次灾难——当然，都是在想象中。

关于"如果……怎么办？"的世界，在记忆中，我的初次体验是在少年时期，当时我会对所有事情的细枝末节过于忧虑，脑子里尽是消极和荒谬的想法。高度焦虑让我觉得任何事都会引起不愉快或灾难性的结果，这种想法与日俱增：头痛一定是得了脑瘤，一点胸口痛可能是心脏病即将发作。但是，如果我把每天的担心都写下来，会发现它们实际上都不会发生——即便不是全部事情，也是其中的绝大多数事情。请你也试试看，从早上醒来的那一刻起，写下你所有的消极想法，看看到底有多少会真正发生。你会发现它们多数都不会发生，因为它们都基于无理且无谓的"如果……怎么办？"的情境，唯一目的就是榨干你，夺走你的最后一点活力。

我得坦率承认，我的多数想法都是无理且无谓的，这些想法源源不断地涌现，我阻止不了，也控制不住。担忧今天会发生什么，是我每日的必修课。一旦其中再加入强迫症（一些试图控制这些想法的尝试），就会变得更加令人不堪重负。随着想法愈发偏离理性，种种可能性在我头脑里涌现，进一步超出理性范围。每一个非理性的念头都仿佛一块砖，在我的脑海中垒起一座迷宫，让我感到被围困，难以逃脱。每当我试图换条路走，无理和无谓的想法都会出现，在我眼前砌起一道墙，堵住我的去路。

我任由这种压力和担忧的循环持续，那些"如果……怎么办？"的念头变得愈发极端和频繁，直至完全掌控我的生活。我会为最小的事担忧和紧张，长期不安，听到敲门声或电话铃声，都会被吓得灵魂出窍，诸如洒了些饮料在地上之类的小事也会让我恐慌。我似乎对"如果……怎么办？"的想法上了瘾，难以戒断。我不断滥用"战斗还是逃跑"系统，总是想着"如果……怎么办？"，因此不可避免地困在恐惧的循环中。

恐惧循环

一旦陷入恐惧循环，你的判断力和理性思考能力就会受到严重干扰。例如胸口痛，一个处于平衡状态的人如果感到胸部区域疼痛，会认为那可能是出于消化不良或其他合理原因，依然会高高兴兴、无忧无虑地过着每一天。而一个高度焦虑者由于早已对所有身体感觉都过分敏感，所以会将这种疼痛和心脏问题（多半是心脏病）联系起来，认为自己的生命面临着危险，从而触发"战斗还是逃跑"反应。然后他全身的肾上腺素将会飙升，导致心悸、出汗、气短、眩晕和假想疼痛（曾在书中看到的与心脏病相关的疼痛，例如小臂痛），这些反应会让他进一步确信，自己确实得了心脏病，可能会死。实际上，他的生命并没有危险，那些肾上腺素不会决定他的生死，而只会为"如果……怎么办"的想法火上浇油。

"如果我需要救护车怎么办？"

"如果这不是心脏病，是我反应过度怎么办？我会很尴尬的。"

"如果这是心脏病怎么办？我会死的！"

这些想法加剧了恐慌，如果惊恐发作，将随恐惧循环继续发展。

恐惧 ⇒ 战斗还是逃跑 ⇒ 肾上腺素 ⇒ 恐惧 ⇒ 肾上腺素 ⇒ 恐惧 ⇒ 肾上腺素 ⇒ 恐惧……

这一循环最终会结束——它总会结束的。它持续时间的长短，主要取决于不同情况和不同思维过程。在旷日持久的恐慌中，你的身体将没有足够的能量继续这一循环，因此这通常会由于你的精疲力竭而告终。

恐惧循环也存在不那么极端的版本，例如广泛性焦虑障碍。患者主要会持续焦虑。无论是哪个例子，无论其中的恐惧极端或普通、短期或长期，都应归咎于恐惧循环。只有跳出它，才能打破它，而要想跳出这一循环，首先要理解自己为什么身处其中。

恐惧着恐惧

在高度焦虑最严重的时期，我曾长期感到胸部隐隐作痛。我日思夜想，总是十分担忧。我不确定这是出于什么原因，所以不知所措，时刻关注着它。我越是关注它并试图与之对抗，情况就越糟。我坚定地认为自己的心脏肯定出毛病了，无论做过多少次检查（每次都没问题）或得到多少医生的保证，始终都不放心。

这种痛和其他情况不一样。打羽毛球扭伤手腕时，我确信几周之后不会再痛，便会接受这种"正常"的疼痛，对它没有任何不确定感。但我不能以同样的态度接受胸部的隐痛，因为我不知道这是怎么回事。如果我都不知道是怎么回事，又怎么能接受它呢？它是"不正常"的，而对它的不了解则要把我逼疯。我没有别的选择，只有忍受——我感到自己必须接受它，把它当作生命的一部分，否则就可能发疯。这种疼痛始终在那，唯一的应对方法就是尽我所能加以抑制。

如今我知道，如果我去解决与这种疼痛相关的想法，而不是将这种生理感受与情绪感受割裂对待，就可以更快解决它。为什么我没能更快做到？为什么我任由它和我一起生活这么多年？是因为我害怕面对它吗？我把它当成自己的某种习惯性行为了吗？是的，现在回头看看，一切都清楚了——那时我太害怕了，以至于不敢去对抗它，就这么听之任之。

正是去对抗、去解决了，我才得以准确找到真实原因。我认识许多同样长期罹患这种"不正常"疾病的人，因此非常高兴能够提供答案：

我生活在恐惧循环中，恐惧着恐惧（fearing the fear）。

你可以称之为忧虑、不确定或未知，但我所恐惧的是恐惧本身——它下一步将会怎样发展，这导致我持续感到焦虑，继而表现为一种症状——胸部隐隐作痛。

恐惧本身成了势不可挡的问题，你恐惧着恐惧多久，它就会持续多久。焦虑不再只是接受审计、工作面试或考驾照等让你紧张的事物，它将一直萦绕在你心头，不断蚕食、影响着你的全部生活。不确定感让你害怕离开家门，未知感让你彻夜难眠。

无论你经历着什么影响和什么症状，它们的存在可能只是因为你恐惧着恐惧。

头脑中的焦虑

请把你的头脑想象成一颗行星，忧虑就是生活在这颗行星上的小人。作为这颗行星的造物者，上面住了多少小人、它们代表什么意义、它们是否存在——这难道不是由你决定的吗？高度焦虑是否存在，由你的头脑决定。

佛曰："万物由心造。"

这是个习惯

你曾对某人形成过某种印象，后来却发现那种印象完全错了吗？或是在真正和他交谈后改变了看法？你最初的印象是基于习得（习惯性）行为和自己认为正确的事物。我们总是依据直觉快速做出决定，有时对，有时错。影响我们决定的其实是习惯，越是如此，形成的习惯越多。

基于罹患焦虑症的时长，你的大脑已经习惯按自己的方式思考——时间越长，习惯越顽固。

我们反复做的事情造就了我们。

——亚里士多德（Aristotle）

以吸烟为例，一个吸烟者会对尼古丁成瘾，可能整天只想着有空再去抽支烟（我以自己的15年烟龄保证这点是真的）。吸烟时间越长，这种习惯（瘾）越强。现在，把烟替换成焦虑的念头，你就会理解高度焦虑如何与吸烟一样成了习惯。

焦虑渗透到我们的决策过程中是正常的，但是当"如果……怎么办"的想法始终追逐着你时，它就可能会很快变成习惯，直至让你觉得不担忧都不正常。和其他所有坏习惯一样，高度焦虑可以戒除。我们可以像踩灭一支烟一般，轻松破除那些成瘾的、不理性的想法。

焦虑在两个层面上发挥着作用——意识（Conscious Mind）和潜意识（Subconscious Mind）。在进行进一步的解释之前，我需要快速对这二者的区别稍做厘清。

意识

当你咬一口苹果时，意识支配着你的行为，因为你有意识地知道自己在做这件事。

潜意识

潜意识支配你在毫无意识的状态下做出的全部行为——比如呼吸和眨眼。如果你刻意控制自己的呼吸或眨眼，此刻便是意识在起作用。

上述内容简洁明了。但请注意，在克服焦虑症和抑郁症的过程中，这两者差别显著。下文中，我将用"自动驾驶"（Autopilot）理论，尽可能详细地予以解释。

自动驾驶

高度焦虑者较少遭遇交通事故，这是事实，但这既有正面性也有负面性。正面性一目了然——不出事故；负面性则是：你从不让自己关机，或让大脑切换到自动驾驶模式。

当我提到"自动驾驶"时，我指的是你的潜意识。

你能记起曾经有一次，你开着车不知怎么就到达了目的地吗？你的头脑中充斥着各种想法，根本没有刻意关注自己的驾驶情况。这时就是你的潜意识（自动驾驶）在发挥作用。驾驶是你的第二天性，因此大脑感到足够舒适，可以开启自动驾驶。这同样适用于你熟悉的各种任务，尤其是简单任务。当你看电视或打扫房间时，你不需要调动全部脑力，因此大脑自然会进入自动驾驶状态，这令所有平淡无聊的工作变得可以忍受。

当一个飞行员需要休息时，可以选择转换成自动驾驶模式或请同伴接手。我们不可能期待飞行员全程保持绝对警惕，尤其当航程很长时。驾驶飞行需要消耗巨大的脑力，乘客如果得知机上只有一个飞行员，可以拒绝乘机。（"只有一个飞行员，机票打折啦"听起来可不是个好广告！）幸好有自动驾驶这一伟大发明，飞行员可以任其发挥作用，直到遇到气流或需要降落等时刻，再取回控制权。

这与焦虑有何关系？

——焦虑不允许你启用自动驾驶模式。

你脑中的资源有限，因此大脑会按照优先顺序处理任务。如果你确信自己面临着危险（例如在驾驶中对车辆失去控制），处于持续警觉之中，就不会让大脑有机会切换到自动驾驶状态。你的关注点是车辆可能失控，大脑将会把生存本能（战斗还是逃跑）提至优先地位，让其他一切统统靠后。在驾驶中，一个处于平衡状态的人会思考晚饭该吃什么，而一个高度焦虑者则会一直想着不要撞车。由于大脑构建了"如果……怎么办"的各种情境，驾驶这样一个简单的日常任务就变成了潜在的灾难。

"如果我发生事故怎么办？"

"如果我被困在高速公路上怎么办？"

"如果我再也见不到家人了怎么办？"

你能想象，一个全程总在想着降落的紧张和压力的飞行员，会有什么感觉吗？如果总是处于警觉状态，我们不可能过上快乐和自由的生活。因此，学会通过使用自动驾驶状态来减轻压力是非常关键的，这给了大脑足够的休息时间——这是它需要和应得的。

关于自动驾驶有件十分讽刺的事——你越想使用它，它越难以启动。它是一套自然而然的流程，大脑需要感到足够自信和少些焦虑不安，才能让它发生。起初你可能感觉有些怪，尤其在已有一阵子没启动它时。但是重新激活自动驾驶模式后，你就应该放心了，你已走上了新生之路。

你感到安全吗？

你在哪儿感到最安全？通常答案都是家——我的"安全地带"也是家。如果再多想一下，家不过就是砖块、水泥外加一些物件，那么真正让你感到安全的到底是什么呢？

熟悉度

当你高度焦虑时，会自然而然地寻求安慰，其方法就是运用熟悉度。大脑中有一部分叫杏仁核，负责情绪反应和记忆处理。高度焦虑不喜欢未知（陌生）领域，是因为它觉得其中存在潜在威胁，而负责这种思维过程的就是杏仁核。

我熟悉我的家。我知道每件东西是什么，放在何处。我知道我如果感到特别焦虑，可以去卧室蒙上毯子睡觉，这是我在其他地方都不能做的，即便能做也不会是在我熟悉的环境里，那会令我感到不舒服。杏仁核负责让你在陌生的环境里感到紧张不安，它向你大叫："快呀，快回到你认识的地方！"因此，你会待在"安全地带"中。杏仁核认为它是在保护你，让你远离危险。这或许是真的，但事实上它正发挥着负面作用——尤其是当你不能走出家门时。

先别着急找医生摘除你的杏仁核，情况远非那么简单，它牢牢地深植于你大脑的正中心，你拿不掉它，因此只有一条解决方案——教导它，让它知道并非生活中的每件事都直接威胁你的生存，去超市、走出家门不会让你死掉，与朋友会面并不会带来厄运！

一个好消息是：只要假以练习和时间，杏仁核就可以被重新训练。你甚至有可能把它训练得更好，可以去做一些之前从来不敢做的事。你很快会发现，自己居然去预定了一次之前一直想尝试的蹦极或跳伞！好吧，还是一步一步慢慢来……

我们都独一无二，对陌生事物的容忍度和对焦虑的接受度各有不同。焦虑有很多种形式，重要的是区别正常焦虑和高度焦虑。二者一旦混淆，可能会令你认为自己的处境比实际情况要糟糕得多。

高度焦虑？

每个人每天都会经历焦虑和压力，这是正常的。在写作这本书时，我对公开这一切和帮助更多人感到焦虑。在穿越车来车往的马路时，焦虑使我决定一路小跑，以避开那些飞驰而来简直要撞扁我的车。

我们应该期待焦虑每天伴随左右。

区分高度焦虑和正常焦虑最简单的方法，就是全面审视你的生活，以及你是怎样做决策的。如果你的焦虑水平正常，那么去超市、见朋友都应该很容易做到。如果在任何阶段你都对这些日常活动感到焦虑并想太多，就会陷入高度焦虑。这时，你知道自己不能再思考正在发生的一切了，你需要弄清自己为何这样思考，并做些什么。

如果一个朋友邀请你一起跳伞，而你因为恐慌而拒绝，这很正常！跳伞是极限运动，并不适合每个人。每个人都是独特的，对每件事的接受程度都不一样。你没有拒绝邀请，就能说明你是一个更加坚强的人吗？或许如此，我们不应出于恐惧拒绝做自己想做的事。但是，极限运动总有可能出危险，如果你不愿承担这种风险，这是你的选择，也是人之常情。

我以前有一辆摩托车，我喜欢它带来的速度和自由。之后我的女儿出生了，考虑到骑摩托车的危险性，我决定再也不骑了。我基于自己掌握的事实，做出一个自认为明智的选择，所以卖掉了摩托车。

由于每个人各不相同，所以只有你自己才知道，你是由于恐惧而退缩，还是因审时度势做了一个明智选择。值得指出的是，高度焦虑很有可能让你变成个无聊的人。"待在我给你做的小盒子里，别出来！"这种态度将导致三个后果——紧张、暴躁、犯浑！我们需要冒着生命中的风险来继续生活。我们需要一点不确定性，来让自己保持兴趣。有时你需要对抗焦虑，告诉它你不愿顺应它的无聊！要做到这件事，就必须运用思想的力量。

思想的力量

我遇到过一个治疗师，他曾把高度焦虑的治愈过程比作断腿的康复。我同意这两者之间存在相似性，包括康复和痊愈过程，但我认为它们之间还存在以下两个根本性的区别，它们突出了思想的力量：

1. 物质性

2. 时间

你不能靠思考来治愈一条断腿，腿断了就是断了，你做不了什么。而治疗心理疾患时，没有什么会限制你恢复的物质因素，除了那些你自己引起的心因。

无论你认为自己行或不行，你都是正确的。

——亨利·福特（Henry Ford）

你怎么想？我认为，拥有思想的力量，你就可以仅凭思想来跨越包括焦虑症和抑郁症在内的任何事。不然还能怎么做？如果你不认为自己能好起来，那你也是正确的。

你听说过有人排除万难从可怕的伤痛中康复吗？那些曾被告知再也不能行走的人，恰恰站了起来？那些被诊断出致命疾病只能活几个月的人，又活了很多年？这些人和那些永远不能康复、不能行走或死去的人有何不同？对于这点，很遗憾我没有答案。有更加强大的力量在统领一切。但是我确实相信一些事物，其中之一就是思想的力量。

你的身体只能做这么多——但是这么多是多少？世界顶级竞赛中总是充斥着各种身体条件相似的运动员，他们每天都花数小时在健身房训练和举重。如果他们都如此相似，那究竟是什么让冠军和亚军、季军甚至第10名产生了区别呢？是因为天赋吗？或许是，那要怎么解释冠军在没有亚军强壮，或因为受伤不能像季军一样努力训练时仍然夺冠的情况呢？他们都是异常强壮的人类，是什么让冠军脱颖而出？我认为思想的力量发挥了重要作用，冠军如果直到比赛之前都不相信自己会赢，就不会成为冠军。

思想和信念的力量与克服焦虑症和抑郁症有什么关系？

你必须相信自己可以克服焦虑症和抑郁症，否则你将永远不会赢得比赛。

光靠思考，你不能让断腿痊愈，它需要自然而然的休整与痊愈的时间。

但是，思想的力量仍然是康复过程的一部分，因为强大和良好的心理素质将为自然恢复提供辅助。

断腿和克服焦虑抑郁之间有一个显著区别：后者没有任何生理限制或时间限制。你可以自己决定新生的快慢。

高度焦虑是一个习惯，因此你必然会经历一段治疗和康复的过程，正如断腿的恢复一样。你需要时间和练习，因为你必须适应新的平衡生活，但是我要再次指出，这一速度由你自己决定。

忘记焦虑

我在前文中提过，每个人都需要一个产生改变的转折点。我的转折点发生在超市，我之前说过，去超市对我来说是特别大的挑战。明晃晃的灯光照射着我，拥挤的人群推搡着我，地板仿佛要张口吞噬我，这一切都是不愉快的经历。

通常我都像躲避瘟疫一样，躲避着超市，但是那一次，我最终决定勇敢面对它，因为我想要为爱人做一顿生日大餐。我戴起勇敢者的面具，飞快地赶往附近的超市。走进入口时，我又像往常一样感到双腿颤抖、头晕目眩，但我下定决心继续，集中关注自己要买的东西。我在货架之间穿梭，寻找着各种食材调料，过了5分钟后突然意识到："我为什么不感到焦虑了？"于是我呆立在原地，思考自己为何没有恐慌。之前每次来超市，我都会出现不同形式的恐慌，因此这次我不敢相信它居然没有发作。

我太关注要买的食材了，所以忘记了要焦虑！

我刚一想起自己正在超市里，便感到要惊恐发作了，没过一会儿立即开始眩晕、不安、充满恐惧。通常这已足够让我丢掉篮子，跑向最近的出口了，但这次情况不同，非常不同。

尽管全身充斥着惊恐发作的全部症状，我仍记得自己平静地站在超市中央。尽管脑子里满是"赶紧出去"和"必须立即离开"之类的想法，但我让这些想法平息下来了。这一刻，一切就绪。

由于我需要提醒自己去焦虑，因此这些感受其实是由我自己创设的，控制权完全在我。

这一发现让我立即理解了一切，看清了焦虑的本质。在纠缠我15年之久后，焦虑的复杂面目一下子变得清晰了。

我并未逃离恐惧

站在超市里时，恐慌感继续试图侵蚀我，但我第一次感到一切尽在掌控。我依然觉得眩晕和紧张，但有一个根本变化——我不再在意了。我知道这些感觉是我自己创设的，因此没什么可害怕的。我不再逃避恐惧，并直面恐惧——它不过就是我自己创设的感受罢了。

焦虑可以被忘记，因此可以证明高度焦虑其实是一种习惯——一定时期内形成的特定行为，这点毫无疑问。

我露出一丝微笑，镇定地走向结账柜台。我仍感觉一丝眩晕，但这没关系，我不指望自己的症状能立即消失。但是我发现，自己的感觉正在消退而不是加剧，所以更加开心，并为一件事感到自豪——我可以坚持站在原地而不是逃出去。我付完账，走向停车场，把东西放进汽车后备厢里，这时我感到一阵很久未有过的深度平静。

这是我的转折点，是我迈向新生最重要的一步。

你真正害怕的是什么？

当我提到焦虑时，我指的是所有与焦虑相关的失调问题，这是由于它们统统与一个词有关，也就是恐惧。

一切都与恐惧相关。

压力＝恐惧＝焦虑

担忧＝恐惧＝焦虑

失调＝恐惧＝焦虑

恐惧症＝恐惧＝焦虑

惊恐发作＝恐惧＝焦虑

抑郁＝恐惧＝焦虑

实际上，你可以把恐惧放在这些等式的任何位置上——可以在压力之前，也可以在焦虑之后。这是由于，恐惧构成了我们所做的每一件事，以及我们为何，在何时、何地做这些事。无论你决定待在家中、去上班、会朋友或卧床不起，恐惧都影响着你的决定。

我们都有不同程度的恐惧，其中最大的恐惧往往决定了你会去做什么。例如，如果你更害怕你的老板，而不是不去上班的后果，你很可能就不再去上班了。我承认，想到在做所有事时自己的出发点都是恐惧，并不会令人感到愉快。事实上，这样说确实很片面，你会因为有些事能带来积极情绪而去做它们，例如上班让你赚钱，钱能买到让你快乐的事物，所以你要去上班。但是无论怎么想，恐惧永远存在于你所做的决定中。我们都依赖一系列"不得不做的事"生活着，它们与我们"想要做的事"类似，但存在于更深层的潜意识中。它们将我们塑造成人，统领着我们的行动。"不得不做的事"由若干因素构成，包括我们对自我的期待和对他人的期待，总是由让我们最恐惧的事物驱动着。在本书第三部分，将更加具体地谈及"不得不做的事"。

我们之中有太多人都没能活出自己的梦想，而是活在自己的恐惧中。

——莱斯·布朗（Les Brown）

简而言之，恐惧是你自己给自己创设的一种感受，来自自己的想法或信念。

因此，如果我们认可恐惧是自己创设的，不就意味着我们可以进行选择吗？这不就意味着你如果改变一些固有想法（那些可能暂时让你停滞不前的想法），就可以改变自己的感受了吗？这不就意味着，恐惧的感觉强弱完全由你自己决定？在开展进一步探讨之前，我们有必要进一步了解恐惧（包括恐惧症为何存在）。

多数恐惧症患者往往对自己真正害怕什么有所误解。例如，你可能认为自己害怕的是蛇，但你真正害怕的其实是被蛇咬的后果（可能是死亡）。

这与焦虑有何相关？

你害怕的不是焦虑——而是焦虑的后果：

·惊恐发作和死亡

·发疯和丧失理智

·失去拥有的一切

理解这些信息是非常有好处的，因为它们能帮助你厘清并理解自己真正在害怕什么，还有助于带走让你恐惧的"未知事物"，将控制权交还于你。

那么，让我们来看看恐惧的真正原因吧。

找到真正的原因

高度焦虑给我带来了很多困惑和挫败，我不明白，自己为何会在毫不值得焦虑的情境中感到焦虑。例如，我可能正坐在家里看电视，突然"轰"的一声，一种彻底的恐慌和疏离感从天而降，让我一阵阵发热、眩晕、冒汗……我并未身处险境，也没有和一头狮子一同坐着看电视，所以这到底是为什么呢？

这很常见，你也有可能经历过类似的情况——在你最意想不到的时刻，焦虑最可能悄悄接近你。好消息是我有解决办法，那就是暴露你的恐惧，为焦虑赋予一个新含义（恐惧），不再自问为何感到焦虑，而要问自己："我在害怕什么？"

我在害怕什么？

之前我说过，我非常推崇心理咨询等谈话疗法。一个好的心理医生会带你直达自己恐惧的根源，这很重要。你必须理解自己真正害怕的是什么，才能设法应对。其中一些恐惧可能更复杂一些，或许在专业人士的帮助下人们才能发掘它们。如果你认为自己正属于这种情况，赶紧去找一个经验丰富的心理医生吧。

当你开始探究你的恐惧时，我可以提供一个简单的办法，它曾帮助我剖析并从根源上解决自己的恐惧，并产生了很好的效果，所以现在我还在每天运用这种方法。

这个方法就是问问题：为什么？

实例

由于广场恐惧症，我总是闭门不出，我认为自己的恐惧是"离开家"。现在让我们用上述方法试试。

问：你在害怕什么？

答：离开家。

问：你为什么害怕离开家？

答：我不能面对外面的世界。

问：你为什么不能面对外面的世界？

答：因为它让我害怕。

问：你害怕什么？

答：我害怕自己被困住。

问：你为什么害怕自己被困住？

答：因为感觉被困住会让我惊恐发作。

问：你为什么害怕惊恐发作？

答：惊恐发作让我觉得自己会死，而且被别人看见会很尴尬。

通过用这种方式不断问"为什么",我发现自己害怕的并不是离开家,而是可能死于惊恐发作和他人对我产生负面评价。

我何时才知道自己已经触及恐惧的根源?

在这方面,有些人会比其他人做得更好。

起初,我认为要找到恐惧的真正原因很难,完全处于自我否定中,不想面对它们。因此,才更需要从专业人士那里获得帮助——我的自我否定让我远离真相,我需要帮助才能直面恐惧,承认其本质。

当你触及自己恐惧的真实原因,并且能够应对它时,你会知道的。

F代表虚假的(False)

E代表证据(Evidence)

A代表显现(Appearing)

R代表真相(Real)

你最好学会通过询问"为什么",来拆解一个问题。掌握这门技术很重要,原因如下:

1.无论一个问题有多大或多难,当你把它拆开,并找到真正原因时,一些就会变得简单明了,容易掌握。你可以排除未知,避免更多恐惧。

2.如果你把一个问题想得太大,就会认为自己无法解决它,这会让你产生更多焦虑。拆分了问题之后,你就会意识到它没有那么大,自己是能够应对它的。

害怕离开家对我来说是一个太大的问题,因为我认为我恐惧的就是这个,而且没有解决的办法。由于害怕失败,我还强化了这种恐惧的念头,因此举手投降,被广场恐惧症困扰了3个多月之久。当我拆解了这种恐惧时,就发现自己真正害怕的其实是惊恐发作和死亡。知道这点以后,我便有了入手之处。

试试以下方法——或许有用：

花5分钟，思考一下你的恐惧和心理障碍。

不断问为什么，拆解它们，直到找到真正的原因。将这一过程写下来，或许有效果。

你一旦完成上述步骤，会发现自己的恐惧往往可以归结为以下两点：

·死亡（Death）

·他人（People）

我将这称为DP规律。

DP 规律

死亡

死亡是一个可怕的话题，我知道这一点。但我们必须谈到它。这个话题看似非常极端，但是我们如果足够坦诚，就会承认自己实际上害怕的就是死亡。这种恐惧或许不理智——多数恐惧都不理智。对死亡的恐惧来自我们对"战斗还是逃跑"系统的滥用，以及我们太轻易将某事物视作生存威胁。所有与焦虑相关的病症往往都和对死亡的恐惧有关。

惊恐发作

心悸和胸口痛等症状会让你认为自己可能心脏病发作，即将死去。

健康焦虑症（疑病症）

不断做体检，认为自己可能患上某种致命疾病，例如：认为头疼不再是单纯的头疼，而是致命的脑瘤。

强迫症

认为如果没有完成某套例行程序，可能会产生很坏的后果，可能导致自己或亲人死亡。

创伤后应激障碍

如果经历了某一创伤性事件或亲人的死亡，会更加相信同样的事也可能发生在自己身上。

恐惧症（Phobia）

常见的恐惧症包括害怕飞行（坠机）、昆虫（被虫咬）和高处（从高处坠落）。这些都可能导致死亡。

> 生命中最大的损失并不是死亡，而是人还活着内心已死。
>
> ——诺曼·卡曾斯（Norman Cousins）

作为一名焦虑症患者，我喜欢牢牢掌控并知晓一切。没人真正知道死亡是什么，因此死亡成了一个最大的未解之谜。所以我才这么害怕死亡——我不能控制它，不知道它是什么、意味着什么，人死时会发生什么。今天，我没那么害怕死亡了，主要是因为我已经接受了死亡是不可避免的。当我恢复理性时，我看不出那些不可避免的事有什么值得恐惧和担忧的。如果你任由这种担忧不断滋生并由此产生无穷无尽的焦虑，那它就会像其他很多担忧一样，由内而外把你蛀空。

不管怎样，担忧（包括担忧死亡）为你做过什么吗，它难道会阻止你死去吗？我知道，担忧从未对我的生活造成任何积极影响。你难道不更愿意将时间花在更好地生活和关注真正重要的事物上吗？唯一真正重要的事是，你要以自己想要的方式过自己的生活，而不受恐惧和忧虑的种种牵绊。对死亡的恐惧可能会耗费太多时间、精力和情感，让你感到无力，举手投降。学会接受死亡的不可避免性，能使你克服潜在的问题。不要再浪费时间了，开始生活吧。

他人

你知道人们最恐惧的是什么吗？

死亡？不对——它通常只排第四位。

蜘蛛？不对——它的排名也靠后些。

一直以来，人们最恐惧的始终是当众演讲。如果你再好好想想，这其实表示，我们最恐惧的是他人。试想一下，如果你是地球上唯一一个人，你还会遭受以下折磨吗：

·社交焦虑？

·分离焦虑？

·表演焦虑（怯场）？

不会，因为这些焦虑（恐惧）都与他人相关，没有了他人，它们也不复存在。那么，我们为何会害怕他人，为何会如此关心他人对我们的看法呢？

因为认可

作为人类，我们都有基本的需求。从出生那一刻起，对于认可的需求就深植于我们体内，因此我们总是以这样或那样的方式，从每个遇到的人那里寻求认可。你不这样认为？那么试试只穿内衣去超市吧！作为人类，我们也会寻求安心感，因为我们总会因恐惧而感到忧虑不安。问问别人"这样可以吗？"，责任就不会完全落在你身上了，从他人那里获得安心感，也能抵消一些恐惧带来的不确定。换句话说，分享了问题，就分担了责任。因此，如果你依赖的人不在了，你就会失去对分离焦虑的控制。如果对他人的依赖不断超出对自我的信念，这种鸿沟就会变得很难填补。

这一问题从小时候就形成了

我成长在一个单亲家庭，这意味着我们得比普通家庭更加节俭。我记得自己曾穿着一双普通运动鞋去上学，它的品牌不知名，也不"酷"。大家嘲笑我，让我感到自己完全被排挤了。当天我回到家，心里盘算着怎么才能弄坏这双鞋子，这样就再也不用穿了。我决定扔掉它们，声称是自己不小心弄丢了，但结果适得其反。妈妈没钱再买新鞋，最后我只好穿上帆布鞋！你可能不清楚，但当时帆布鞋是所有鞋中最会受到嘲笑的一种。第二天，同学们当然没有放过我。

我至今还记得穿着新款品牌运动鞋的那个孩子，他的鞋价值125英镑（在20世纪80年代算是一笔不小的数目），可以用嘴吹气，是当时最流行的款式。其他孩子会围在他身边，只为试一试用嘴给鞋吹气。因为那双鞋，他成了学校里最酷的孩子。

为了融入集体，我们做了很多事，比如：穿名牌服装、开炫目的赛车、住大房子。今天，跟上周围人的步伐似乎比自身的快乐更为重要，为什么？因为我们渴望被认可，这意味着我们有时会忘记生活中真正重要的东西，比如快乐。

恐惧来自他人的期待，压力来自对不能获得他人认可的担心。

因此，职场中才会充满焦虑。工作本身的要求或许也很高，但大部分焦虑其实来自我们的自我设定和他人施加的压力。暴君式的老板是职场高压力和焦虑的最主要来源之一，尤其是当他们对事情求全责备时。

我自己经营生意，没有老板管着我，因此这种情况并不适用于我，对吗？

不对。这适用于任何人，你没有老板，但你有客户。任何形式的期待都会带来压力和焦虑，即便你自己经营企业，也需要满足客户的需求，维持较好的服务水准，否则业务将难以为继。如果你的公司有股东，股东也会期待获得回报，也会使你产生焦虑。

在这些情境中，潜在的恐惧都是你对自己的期待。它们有些现实，有些则不然。例如，赚钱的需求很现实，要是你不赚钱，谁来支付账单、养家糊口呢？但是，如果你认为自己可以每天工作14小时，既赚钱又保持平衡，就是不现实的——尤其是当你这么做只是为了和别人攀比时。

学会爱自己（以及爱他人）

无论何时，只要我感到焦虑和抑郁，我总会急着批评他人。找碴儿和找理由讨厌一个人是很容易的事，于是我变得尖酸刻薄，总因自己的糟糕情绪去责怪他人。我的理解完全是错的，事实上，我在自怨自艾。在高度焦虑的状态下，我更容易去责怪他人，直到我认识到他人给我带来的感受，其实完全由我自己决定，我才开始接纳他人。我知道决定权在自己，这意味着，我可以去发展友谊和一切基于信任的坦诚的关系。

当你不再将自己的情绪交给他人主导或控制时，才能平静自处。

他人的话让我感觉如何，由我自己决定。我可以选择一笑而过，也可以不断回想，直至它们过分影响我的心情，让我难以忍受，然后把他人排除出我的生活，以避免更多伤害。

地球上现在有70多亿人，不管你喜不喜欢，社交互动都是每一种健康生活方式的基本组成部分，这使克服社交焦虑（以及与他人相关的所有恐惧症）变得尤为重要。你不必成为"世纪交际花"，但必须在与他人相处时感到舒适。你可以先开始停止继续找碴儿和批评他人，渐渐学会理解和接受他人，想他人之所想。憎恨和埋怨会把你蛀空，彻底打破你的平衡。爱、接纳和同理心会帮你成长，大大降低你的焦虑感。

> 爱自己，接纳自己，原谅自己，善待自己，如果没有你，其他人将失去太多精彩。
>
> ——利奥·F.巴斯卡利亚（Leo F. Buscaglia）

在学会爱他人之前，还有一项重要的事，就是学会照镜子并热爱镜子里的自己。学不会这件事，就学不会其他事。

"我不配快乐。"

"我不能打破焦虑。"

"我的生活永远不会改变。"

　　这些曾是我每天用来打击自己的部分想法，我会看着镜子，打心底贬低镜子里自己。我曾经常常想，我是怎么让自己的生活变得如此糟糕的，并为之自怨自艾——怎么会有人愿意和我在一起？

　　这一切都是由于，我在某种程度上自怜自艾。

　　如果你觉得这听起来熟悉，请记住，只有你自己能够决定，只有你自己能在生活中获得想要的东西。你确实值得快乐，你可以打破固有模式，你如果愿意，就可以改变生活。你和地球上的其他人一样，独一无二，值得拥有一切。患有焦虑症和抑郁症并不会改变这一事实：你是人，你和包括我在内的其他所有人拥有同样的能力。永远不要让焦虑症和抑郁症动摇你的信心。

　　爱自己——你可以贡献给世界太多太多。

　　首先相信这点，随后你想要的一切也会实现，包括克服对他人的恐惧。

宛如魔法

除了对死亡和他人的恐惧之外，抑郁也是焦虑症的一个深层原因，因此抑郁和焦虑常常一起出现。对死亡和他人的恐惧是短期的，会产生间接影响（例如惊恐发作），抑郁却是长期的。例如，抑郁本身不会单独引发惊恐发作，但加上对死亡和他人的恐惧就不一样了，它们合起来还会导致焦虑。

以欺凌为例。如果你正受到欺凌，对欺凌者的间接恐惧可能导致惊恐发作。这种欺凌如果持续下去，就会把你打倒，并在一段时间之内让你感到抑郁。抑郁将引起更多焦虑，从而导致广场恐惧症等更具体的焦虑症。

欺凌＝惊恐发作＝抑郁＝广场恐惧症＝更多焦虑和抑郁

在我看来，抑郁的症状非常折磨人。焦虑引起的抑郁会形成一个持续循环，使得每天早晨起床都变得极端困难——因此在大部分日子里我根本就不起床。把毯子蒙头上或许是个最简单的选项了（那时我就是这么想的），所以我就这么做了。当焦虑和抑郁如此有效地相互呼应时，事情就变得难以解决了。好在我们有一个办法——DP规律。

DP 规律为什么好？

如果你知道自己的恐惧最终都可以归结为两件事——死亡和他人，就等于得到了一个好消息，因为这能使你更容易直面恐惧。坚持 DP 规律，还可以消除不安全感和陌生感，因为你知道自己正面对着什么——对死亡和他人的恐惧，仅此而已。如果这还不足以让你充满信心并感到放心，我还有一个好消息：

解决了恐惧，所有症状都会消失！

在焦虑最严重的时期，我身上出现了许多症状。如果逐一写下来，那将是长长一串，所以在这里就举两个最常见的例子：

·慢性消化不良（胃部总有绷紧的感觉）

·脖子疼

这些症状看似毫不相关，但当我开始处理对死亡和他人的恐惧，从而解决焦虑和抑郁的问题时，所有症状都渐渐消失了——宛如使用了魔法。我原以为，每个症状都要很久才能痊愈，但它们就像多米诺骨牌一样，一连串倒下了。

胃部的闷痛无影无踪了。

头部的紧张（我原以为是脑瘤）无影无踪了。

颈部的疼痛、紧绷和抽筋无影无踪了。

窒息和气短的感觉无影无踪了。

头脑里再也没有那些不必要和不理智的恐惧，与焦虑相关的一切失调都不复存在了。

我再也不害怕外出，广场恐惧症没有了。

我不必再强迫性地遵循特定程序和行为了——我不再害怕"后果"了。

我在社交场合感觉自在，因为我不再寻求他人的认可或宽慰了。

我在每次可能经历惊恐发作时都勇敢面对，知道自己任何时候都能控制它。

我对未来的心态更加积极，原本的抑郁、愤世嫉俗变成了乐观。

我不再为小事担忧了。

我可以放松地入睡，不再冒着冷汗醒来。

当你克服了对死亡和他人的恐惧时，同样的事情也会发生在你身上。

第二部分：
降低焦虑、提升活力的方法

理性思考

我很庆幸，高度焦虑不是上门推销员，否则我尽管不情愿，还是会买下它带来的所有东西！高度焦虑有它独特的推销方法，能够让你相信自身所有不理智和古怪的想法，它很擅长这点！如果我们不想买它的账，如何才能拒绝它的纠缠，自信地叫它走开？

理性思考。

要处理任何情况或问题，降低焦虑水平，第一步都是理解它。我用了理解一词，是因为焦虑本身就是问题的一部分。一个高度焦虑者总在寻找答案，研究各种症状，不断期待获得宽慰，但这一切都可能适得其反。由于太想控制每件事，你会试图去预测和了解即将发生的一切，即便那意味着编造出一些荒谬的想法。请想想，你想过的事里有多少最后成真了，如果你对未来的预测100%都成了真，请联系我——我们能大赚一笔！

你应该把更多的时间和精力花费在对某一方案的实施而非理解上。如果汽车出故障了，你不需要等上几周、几月甚至几年再去修它——立即把它开到修理厂，交给机械师检修就可以了。同样，你不需要完全理解焦虑才能克服它，把这项任务交给专业人士吧。除非你决定成为这一领域的专家，否则你不必理解与焦虑有关的全部知识。

你一旦对焦虑有了适度的理解（读完本书的第一部分已经够了），就要进行理性思考。大多数恐惧（焦虑）都基于完全不理性的想法，比如害怕坐飞机。坐飞机向来是最安全的出行方式之一，每年的航班超过两千万架次。对于一个成熟的大脑来说，做决定之前思考"应不应该？"很正常，即便经验最丰富的旅行家也有过同样的思维过程，但他们在考虑包括生存在内的全部因素之后，依然会去坐飞机，为什么？

因为他们运用了理性思考。

我们每个人都在和生活中的各种概率打交道，而飞机坠毁的概率非常小，所以尽管我们会自然地思考人身安全等因素，大多还是会高高兴兴地上飞机。乘机时，我们便不再关注那个概率极小的结果——飞机坠毁，而更关心乘机出行的目的——比如飞去海岛惬意地度个假。

不再任由焦虑继续习惯性地催生不理智想法，你就可以理顺问题，把消极想法转化成积极成果。你将集中精神关注最终目标——这才是你真正的目的地。经过理性思考，你不必再盯着最坏的情况，实际上情况很少会变得那么糟，不要总被焦虑和抑郁牵着鼻子走。我见过一些人，他们仅凭理性思考，就克服了自己的恐惧。

要消除焦虑的想法，可以试试以下步骤：

焦虑的想法

↓

不断问"为什么"，找到恐惧的真正原因

↓

将恐惧归结为DP（死亡或他人）规律

↓

运用理性思考克服恐惧

惊恐发作

就惊恐发作这部分，我不打算展开来细说。你不用觉得惊讶，因为我知道，一旦你开始恢复平衡，惊恐发作将很快和其他症状一起消退。

与其看一堆教你如何阻止它们的无用建议，倒不如关注如何重新获得平衡——这才是第一要务。一旦获得平衡，其他情况都会随之好转的，你便可永远告别惊恐发作。但是，我们更需要了解的，其实是惊恐发作究竟是什么。

停止欺凌

惊恐发作大多出现在精神脆弱、高度焦虑的人身上，因此我喜欢将它类比成一个欺凌弱小者。惊恐发作和欺凌弱小者有很多相似之处，为什么？请看下文。

想象你又回到学生时代，有个叫比尔的同学每天都在科学课上欺凌你，当着所有人的面给你取侮辱性的绰号，在每次做实验时偷走你的仪器。这种欺凌渐渐得寸进尺，直至升级到身体层面。每当老师转身在黑板上写字时，他就趁机打你胳膊。你让他停手，乞求他，甚至都哭了，他却以你的这种痛苦为乐，丝毫没有停手的意思。他向你挑明，如果你胆敢去老师那里告状，放学后他就"要你好看"。于是，你不敢向任何人说，一直保持沉默，因为你害怕承担告诉别人的后果，这使得他变本加厉。每天从早到晚，你想的都只有这件事。一想到要去上科学课，你就会打哆嗦。你被比尔吓坏了。

现在我想要问你几个问题，请你回答"是"或"否"。

1.如果比尔知道自己的欺凌行为对你没有什么作用，你认为他还会以此为乐吗？

2.如果比尔打你胳膊时，你向他大喊"尽管打吧！"，他会震惊吗？

3.你认为如果你反抗比尔，他会在放学后找你麻烦吗？不反抗的话，你可能每天在学校里惶恐度日。反抗比不反抗结果更糟吗？

在生活中的每个角落，无论是在学校、单位还是家里，都存在各种形式的欺凌。这与你是否高大、矮小、聪明、英俊、受欢迎毫无关系，只要以下关键因素存在，它就可能发生在任何人身上。

你允许欺凌发生。

欺凌（惊恐发作）对你是否有作用，或者有多少作用，完全由你自己决定。

一个人欺凌你的目的是让你在心理上（有时也是生理上）感觉不快，因为他在看你受苦时能获得变态的乐趣，这使他感到自己强大有力，因此你的哭泣、乞求对他完全没用。不要再浪费时间，去思考他为什么要这么做——你或许永远也无法理解他的变态心理。这种"不理解"对你来说是件好事，你为什么要知道他的动机？谁在乎？你应当关注的，是如何去阻止这一切。

惊恐发作和欺凌一样，如果你没有给出它所期待的反应，它就会停止，就像火焰没有燃料就会自然熄灭。如果你直面恐慌，回击它说："尽管来吧！"它就不会愈演愈烈，反而会好转。你能想象如果你用这种态度面对比尔，他脸上会是什么表情吗？他可能会被你吓到！起初他可能会觉得没面子，为保住面子不得不做出回应，但最终他的气焰将失去燃料，渐渐熄灭。

不断扑灭这种气焰，你就能成为更聪明、更强大的人。

决心和坚韧（往往带些怒气）所引发的情绪会比惊恐发作的症状更强，试试看。下次你再感到自己可能惊恐发作时，请大喊："尽管来吧！"如果周围有人，你不必真的喊出声来，可以在内心大喊，但请确保当你这么说时，你确实是发自内心的——告诉那个欺凌者，你是认真的。起初你可能有些惶恐不安，毕竟直面欺凌者不可能不让人提心吊胆。但是，我可以向你保证，没什么能比生活在恐惧中，不知惊恐发作下次出现在何时更可怕。

> 不要只用我的成功去评价我，请看看我曾多少次摔倒，又多少次爬起来。
>
> ——纳尔逊·曼德拉（Nelson Mandela）

你已经任由惊恐发作摆布一段时间了，因此你需要调整。如果在过去几年中，比尔每天都在欺凌你，当你突然决定不再让这一切继续时，他就需要习惯这一事实——他不能再这么做了。你们都需要一点时间，来进行调整。

如果这么做了，我还要多久才能停止恐慌？

从今天开始，最重要的事就是下定决心，不再允许惊恐发作继续欺凌你。这将为你带来心理上的力量。请告诉自己，你不会再受折磨了。

停止惩罚你自己

你说"停止惩罚你自己"，意思是欺负我的人其实是我自己吗？

是的，我就是这个意思。这并不意味着你以在心理上伤害自己为乐，因为你从中获得不了什么满足。你遇到过享受惊恐发作的人吗？当然没有。那么，如果你不能从中获得乐趣，为什么会以此伤害自己呢？

这来自习惯。

和高度焦虑一样，惊恐发作源于习惯性行为。面对惊恐发作，你已经教会自己采取"战斗还是逃跑"反应，而惊恐发作的症状也一直在压迫你。随着时间流逝，这种压迫将会变得愈发极端和频繁，因为你用自己的反应助长了它的气焰。

是否惊恐发作，（如果发作了）是持续10秒还是10天，都由你决定。你对"各种感受"如何反应，完全由你自己掌控，当你意识到自己拥有绝对的权力时，就可以在一瞬间阻止惊恐发作了。

如果你有能力阻止它，为何还想继续遭受这种痛苦和不适？这毫无道理——惊恐发作除了让你心中产生各种苦恼外，毫无用处。真正能用到"战斗还是逃跑"反应的情况极少，除非是生死攸关的时刻。但那种时刻通常是瞬间出现的，你并没有时间去思考。你其实拥有强到难以置信的生存本能，如果需要应对真正的危险，你的身心将会形成完美协同，会自行反应，而不必提前去思考或担忧。惊恐发作真的一点用也没有，下次你再"感受到"它的脚步时，只需提醒自己，它一点用也没有。

记住惊恐发作是什么

理性思考和既定事实都会告诉你，从未有人死于惊恐发作，惊恐发作不会对身体造成任何伤害。这意味着，你可以通过消除对死亡的恐惧，立即获得安心感。不确定的感觉往往会夸大恐慌，因此你也可以通过记住惊恐发作是什么，来获得自信和掌控权：

惊恐发作不过是思想对感觉的投射。

如果你要求，我可以列举出惊恐发作的所有症状，但事实上惊恐发作仍然总是起源于一个想法，而怎么应对这一想法由你决定。下次你再"感到"惊恐发作即将出现时，只需马上做决定：这次它不会发生。这听起来太简单了，不像是真的？对任何自称无法阻止惊恐发作的人，我都会提出质疑。每个人都有这种控制力，完全看各人自己的表现。这由你决定。

假以时日，你将能更容易、更迅速地做出正确决定。现在的你已掌握这一方法，希望你能够看清惊恐发作欺凌弱小的本质，避免今后复发。

惊恐发作的过程：

充满恐惧（焦虑）的想法

↓

启动"战斗或逃跑"反应

↓

引发惊恐发作

↓

最重要的一步：由你决定接下来发生什么

记住一句日本古谚：跌倒七次，站起八次。只要你坚持这一原则，欺凌弱小的惊恐发作总会厌倦并停手的。

代表疗法

首先，我们来谈谈我为何把降低焦虑的方法称作"代表疗法"（Representation），而不随大溜叫它"分心疗法"。你可能会想："名字有那么重要吗？"我同意名字没那么重要，可"分心"这一点很重要。

"分心疗法"这一名称本身就在误导人。它暗示着你将永远感到高度焦虑，你能做的最多只是让自己分心罢了。这多么令人丧气！我不知道你怎么想，但我看不出做没有目标的事有何意义，动机在哪里。我将我的方法称作"代表疗法"，因为它是名副其实的——运用某一物体或情绪来代表对你重要的事物。分心疗法当然属于其中一种，但不要把这单纯想成分心，因为分心往往只会持续很短时间，焦虑早晚会再次来袭。通过运用代表疗法，你构建的是积极记忆，联系起对你重要的事物，因而当你需要时，它将是有力的工具。它赋予你能力，在瞬间改变你的心理和生理状态，帮你迅速摆脱高度焦虑的感觉。

每个人都有不顺的日子，生活每天都会抛给我们一团乱麻，因此压力和焦虑是不可避免的，但我们可以运用代表疗法克服它们。当我观看自己最喜爱的励志影片、女儿的照片或听最喜欢的歌曲时，都有一些东西能够在瞬间将我的全部压力和焦虑拉回正常水平。经过一段时间的练习，你也能做到同样的事。但是，要使之发挥作用，你必须用代表疗法，唤起最重要的情绪之一——感恩。

感恩

感恩一针见效，会立即摧毁所有消极和抑郁的想法——这些想法是重度抑郁症滋生的土壤。如果你对拥有的一切感恩，并不惧怕自己没有的东西，焦虑就不可能渗入你的思想。

为什么牛蒡总生长在荨麻附近？因为大自然总是想为我们提供解决方案。

感恩就是自然为焦虑提供的解决方案。

如果你每天心怀感恩，就可以彻底改变自己的生活观。

你或许会问："感恩意味着我不应该有野心或想从生活中获取更多吗？"

不，完全不是。事实上，我们将在第三部分探讨拥有目标的重要性。但是，在"感恩现有的一切"和"想从生活中获取更多"之间，存在一条微妙且重要的分界线。

假设你拥有数百万资产，而你的生活目标是每年将资产总额翻倍。如果这一目标让你始终处于高度焦虑的状态，你为什么还要这么做？你可曾坐下来，真正思考过自己为什么做着此刻正在做的事？我特地举了这个例子，是因为我曾见过很多赚了大钱的人，他们什么也不做，光是拼命工作，让自己保持富有。赚了一百万，就必须再赚两百万、三百万、一千万。为了实现目标，把快乐抛至九霄云外。我理解他们这么做可能是因为害怕失去财富，他们的行为被这种害怕驱动着。但是，我们应该认真衡量自己的目标，看看它到底能为我们做什么，这样是有好处的。

> 真正的快乐是享受当下，满足于现有一切。不再焦虑地依赖未来，不再以希望或恐惧自扰，足矣。
>
> ——塞内卡（Seneca）

有些人并不追求金钱和物质，因为他们对自己的生活已经感到满足，内心不会被怨恨和嫉妒蛀空。他们自己拥有得不多，却仍在帮助他人，不计较自己缺少什么或可以获得什么回报。这些人更深刻地理解了生命的本质吗？我不知道。我知道的是，如果一个目标让你不开心，你就应该停止追逐它，尤其是当你根本不需要时！请努力去追求那些让你快乐的目标吧。无论你的处境如何，请帮助他人，并感恩自己所拥有的一切。

你可以在YouTube网站上找到一个路易·施瓦茨贝里（Louie Schwartzberg）所做的题为《感恩》的Tedx演讲，那个演讲对感恩的总结比我做得好很多。你也可以在我的网站www.carlvernon.com上看到该视频。

如何使用代表疗法

由于感恩的力量非常强大，你会想要尽可能地去感恩，尤其是感到高度焦虑时。要这样做，3个方法最有效：一张照片/图片，一张歌曲专辑，一部电影/视频。

一张照片／图片

当我看到我女儿的照片时，我会立即充满感恩之情。你所用的图片可以是任何亲近的人（孩子、伴侣、朋友），或与欢乐记忆有关的时间或场景，例如一个节日或一场派对。你可以随身带着这张照片，我个人觉得最简单的做法是将它存在手机里。也可以把照片冲印出来，贴在经常看到的地方，例如冰箱或汽车仪表盘。每次你看到这张照片时，都会因命运的馈赠而心怀感恩。

音乐

静默不是好事，它会让你的思绪飘到你可能不想去的地方。对此，听音乐是最好的疗法，因此80%的人都会用音乐来改变自己的情绪。音乐可以激发情绪，唤起自信、快乐和正面记忆，从而有效应对焦虑的想法。要想随时随地让音乐伴你左右，手机是最方便的工具。在平衡焦虑期间，无论你去哪儿，都请随身携带耳机，感到焦虑时就戴上耳机，聆听那些让你感到快乐和感恩的音乐。

我喜欢各种各样的音乐，不论什么时候都能至少找出5首最喜欢的歌曲。当我听那些让我快乐的音乐时，就会把它们和我在生活中可以感恩的事物联系起来，例如我挚爱的人们、我的健康和我不断获得的改变生活的机会。

挑选一些让你感到快乐和感恩的歌曲吧，建立一个名为"感恩"的播放列表。随着听的次数越来越多，听这些歌时的感觉也自然会变得越来越淡，因此你可以不断更换、添加歌曲，让这张歌单永远保持新鲜。

视频

我人生中最快乐的体验之一是去拉斯维加斯看"蓝人组合"的演出。那次经历简直不可思议，至今每次我想起它，脸上还会泛起微笑。我非常感恩自己能有机会去看"蓝人组合"的演出，之后每次在网上观看他们的表演视频，都仿佛回到了当时激动人心的现场。

想想看，观看哪些视频能让你改换心情？和照片与音乐一样，你可以通过手机获取和观看在线视频，这是最简易、最便携、最及时的方法。

挑选出那些让你最为感恩的照片、音乐和视频，从今天起开始运用"代表疗法"吧。

装着装着就成真

我们的身体会说话，90%的语言并不会从嘴里说出来，而是通过身体，这意味着我们应该高度关注自己的身体状况。

如果我让10个人来描绘一幅抑郁者的肖像，他们给出的答案可能非常相似：低着头、眼睛紧盯地面、愁容满面。这些都是抑郁者的常见状态，这种状态会进一步强化抑郁状态。

你必须成为自己从未有勇气成为的人。你只能不断虚构和假装，直至渐渐发现，自己真的成了那样的人。

——保罗·科埃略（Paulo Coelho）

换句话说："装着装着就成真了！"

这正是我对如何获得平衡的建议。感到抑郁和焦虑时，你的自然反应会通过肢体语言传达这一信息。大脑会告诉你的身体，去向世界展示你有多么悲伤和不快，以及你的内心到底有什么感受。这种消极的肢体语言助长了你的消极情绪。因此，你必须和自己的自然反应抗争，努力将自己的情绪从消极切换成积极。即便在好莱坞这也是最难的表演任务，因为需要抵抗内心的所有本能。但如果你确实想要改变自己的感受，就必须开始这样的表演。

如果想抵消负面想法和内心本能，请试试以下两件事：

1. 微笑

2. 始终抬头

微笑会欺骗你的大脑，让你认为自己是快乐的，即便事实并非如此。现在马上，咧开嘴笑起来吧。你可能会立即感到有所好转，可能感觉难以置信，这都不重要。

> 和平始于一个微笑。
>
> ——特蕾莎修女（Mother Teresa）

起初你可能会感觉不自然，但是只要不断练习就会好。要与自己的自然反应抗争，就必须进行高强度的练习——但这一切都值得。如果你不怎么想笑，也没关系，无论如何只要做到就好。记住：装着装着就成真了！如果你再多想想，其实我们每个人都能通过这种方式来取得自己想要的——只是有些人比另一些人更擅长而已。

如果你有些骄傲，这个缺点反而可以转化为你的优势。根据DP规律，你可能比一般人更关心他人的看法，因此可以运用这点来改进你的肢体语言。抬起头！再次强调，就算你心里其实不想这样也没关系，那是对你和情绪的真实反映，但请这么做！

改变你的外在表现将改变你的内心感受。保持微笑，通过时间的积累和不断的练习，你将获得积极、快乐、感恩和乐观。

放　手

当焦虑和抑郁操纵了你的生活时，生活就变成了荒野旅行，你心中充满了种种忧虑，随处都是"如果……怎么办？"的想法。你紧紧抓住生活，直到指关节发白。面临任何情境时，你身体的自然反应都不是放轻松，而是为最糟的情况做好准备。正如电影里的李小龙准备格斗一样，你也紧紧攥住拳头、（自觉和不自觉地）收紧肌肉、牙齿咬得咯咯作响，预备投身一场恶战。

你需要学会放手，即便形势不完全受你掌控，也要接受它。

紧张是所有问题的核心，学会减少紧张感是平衡生活的关键。紧张的表现形式可能是头痛、喉头发堵或胸口发闷，但其实多数情况下，身体不适归根结底都是因为紧张。

> 休息，休耕过的土地才能丰收。
>
> ——奥维德（Ovid）

当我全神贯注于自己的身体时，会惊讶于自己是何等紧张。我注意到，我经常会皱眉、耸肩、头颈僵硬、脚趾扭曲、拳头紧握。潜意识里，我是在用收紧肌肉对抗焦虑感，这只会使我更加紧张。我也会有意识地利用紧张，尽管当时未意识到——我会收紧胸部肌肉，试着把这一区域从长期闷痛中解脱出来。但是，用紧张来解决紧张，最终只能适得其反——因为最终结果还是紧张。

如果你不确定自己有多紧张，下次看电视时（或在任何启动自动驾驶模式的活动中），有意识地关注自己常受紧张影响的部位的肌肉，包括：

1. 放松双肩。

2. 舒缓收紧和扭曲的面部肌肉。

3. 双手不要紧握。

当你意识到自己有多紧张时，这种感觉就会传遍全身，给你带来持续的压力（既在生理上也在心理上）。

你必须学会放手和放松！

紧张在恐惧循环中扮演着重要角色，运用放松技巧可以帮你释放持续的压力和紧张感，大大降低你的焦虑水平。

放松技巧

以下我将列出若干常用的放松技巧。多年里我做遍尝试，锁定了其中对我有效的几种方法，我也建议你这么做。关于放松技巧，有许多书籍和相关信息，你可以自己去找。

最重要的是，要尽可能频繁地做这些事。周一到周五忙工作，周末才想到放松，是没有意义的——这样不起作用，一周的压力和紧张将累积到周末。相反，每晚睡觉之前，都应该放松，为每一天画上句号，好好入眠，为第二天做好准备。

深呼吸

练习深呼吸时，缓慢、深长地吸气，扩充腹部，收缩隔膜。这种吸气方式会向大脑传递信息，让大脑平静和放松下来，从而可以应对惊恐发作。这一技巧非常简单、实用，可以现学现用。

渐进式肌肉放松法

渐进式肌肉放松法在消除肌肉紧张感方面非常有效：收紧肌肉几秒钟，然后放松。例如，试着攥紧拳头几秒，然后打开，释放紧张感，手指尽可能松弛。重复几次动作后，你的手将感到放松。你可以将这一技巧用到身上的任何一块肌肉上，因此如果你感觉身体的某一部位特别紧绷，可以进行重点训练，比如我的典型紧绷部位就包括颈部、胸部、头（面）部和肩部。如能每天练习调整状态，放松肌肉时将更加自如。

体育锻炼

你的紧张需要一个出口，这样才不会困在你的体内，制造更多压力和负面能量。体育活动能有效释放紧张，让你燃烧能量并获得成就感。瑜伽和太极能有效促进呼吸和放松，因此有利于消除紧张和压力。如果你更喜欢足球或拳击，可以加入附近的俱乐部。记住你的目标：找到自己喜欢的体育运动。

脑力锻炼

你可以通过脑力消耗来释放紧张，比如玩棋类游戏。但是，我也能够想到，有一些游戏不仅不能降低紧张感，反而还会使其加剧。所以如果效果适得其反，就停下来吧！以填字游戏为例，对一些人来说是放松，对另一些人则是压力。在这里请运用你的常识判断，如果一项活动不能有效降低你的焦虑和压力，那就试试别的。无论何时，我的手机里至少有两款棋类游戏，我认为棋类游戏充满挑战，同时又能让我放松。

冥想

我确保每天都能抽出一段时间用来放松，尤其是在特别忙碌和面临过多压力时。我曾看过达达·古纳木塔南达（Dada Gunamuktananda）的 Ted 演讲，题为《意识——最后的前线》（Consciousness—The Final Frontier），可以在 YouTube 或我的个人网站 www.carlvernon.com 中找到。在视频播放到大约 14 分 20 秒时，他请听众闭上眼，用心与外部世界沟通。我试了试，觉得这样做能让人非常平静，因此现在我只要有需要，就会用这种方法，数到 5，与"自己"重新建立联系。

冥想（闭上双眼，关闭与外部世界的沟通）也帮助我开启心智，进一步去感恩。很多有经验的冥想练习者可能会说我这样不对，因为冥想是为了让自己什么也不思考。请先让我说完！焦虑会让你关注你自己，而不是关注周边事物。当心灵在不断地遭受着各种想法冲击时，你将很难抽出时间来感恩，而冥想（静默片刻）将使你有时间、有空间这样做。

清理一下

除了好好清理一下，再没有更好的解决办法。我们拥有得越多，情感上的依恋就越多。这种依恋并不总是消极的，有时也可以带来巨大的愉悦。在大扫除结束时，我可不希望你的家里空空如也！但是，在你所有的物品中，有相当一部分都是以后用不着（或不想要）的，做次清理可以让你感觉更加轻松、更加清爽。我会定期这么做。当我检视自己的衣橱，注意到自己总是只穿其中某一系列的衣服时，就会把其他那些一年没怎么穿过的衣服打包送到福利站。有些你不想要的东西还能放到eBay上卖点钱，赚到的钱可能会令你吃惊，你可以用这笔钱去旅游或是听听课。

极简主义者的Tedx演讲《更少的物质，更丰富的人生》（A Rich Life With Less Stuff ）很好地阐明了这一观点，可以参见网页www.theminimalists.com/tedx。

场景切换

如果你总是面对同样的四面墙，与同样的人交谈，做着同样单调的任务或工作，就没有给大脑提供它所需要和应得的变化与挑战。可预见性是无聊的，而无聊会带来不良情绪，比如感到自己好似笼中困兽，从而产生过多的紧张感和压力。为生活加点料，抽空放松一下，切换个场景，做些不普通的事吧，从现在就开始……

还没预定任何活动？

还想不出任何想做的事？

来吧，你可以做的事太多了，数也数不完……

你对什么有热情？

我敢保证国内总有一片风景是你从未看过的……

你上次心血来潮去徒步、跑步或骑行是什么时候？

……好吧，或许我的书太精彩了，你现在不会放下它，去做些心血来潮的事，我对此表示感谢。但如果你现在不做，我希望你能认真考虑一下尽快去做。焦虑不喜欢心血来潮，因此这一步对转变心态非常重要。

做让你快乐的事

这点显而易见，但是你会每隔一段时间停下来问问自己"什么能让我快乐"吗？我敢断言，你会和很多人一样，说不出多少答案来。生活有一种惯性，它会让你每天忙碌于不得不做的事，从而没时间去做想做的事。因此，上述问题非常重要，我希望你能养成习惯，每天这样问问自己，在镜子上贴一张纸条，上面写上：

"今天什么会让我感到快乐？"

或者如果你想做得更具体，更有针对性一些，可以这样写：

"为了进一步向平衡和快乐迈进，今天我能做些什么？"

无论做什么，都请围绕以上问题。例如自问："吃第三块蛋糕，会让我向平衡再迈进一步吗？逼着自己去上那个课（我一直想上，但由于太难为情而不断拖延），会让我从长远上感到更加快乐吗？"

如果你没有做够足以让你快乐的事，就会在大多数时间里陷入不快乐的状态——或者更糟，你没有产生任何感觉。快乐是焦虑的克星，也是释放压力取得平衡最有效的武器。努力把更多快乐带到生活中来吧！

特别提醒

为了避免提供其他典型的励志书籍中讲过的那类"自助方法",我已经尽了最大的努力。如果我做到了,那很好。如果我没做到——一些建议听起来似乎有些"自助"的意味,那只是因为你所需要做的事情多数都显而易见。我曾经也和你现在一样。坦诚地告诉你,实施我的建议,你将改变生活。在这里,我又要斗胆说一些"自助"的话:不采纳,或决定试一试,都完全由你自己决定。但我仍要重申,如果你决定去实施它,人生将变得彻底不同。

第三部分：重新排列你的关注点

关注点即未来

　　2007年，在我焦虑最严重的时候，我决定去家附近的一家咖啡馆里吃午餐，尽管我不怎么爱喝咖啡，但我认为自己应该融入人群，去那儿喝一杯。我点了杯卡布奇诺，喝到一半时，突然感觉全身仿佛触了电，真真切切地感到肾上腺素在体内游走。我开始心跳加速、头脑发晕、不知所措，脑子里满是让我恐慌的念头。那时我已经是掩饰绝望的行家了，所以可以继续坐在咖啡馆里，尽管内心充满各种煎熬，却没有表现出一丝一毫。所有症状都穷凶极恶地想逼我从椅子上跳起来，径直冲出门外，但我还能稳稳坐着，并观察着对面桌上的人。我问自己，为什么那个人能一口喝下双倍浓缩咖啡，然后安静地读报纸，而我只喝了半杯卡布奇诺，就已经急于离开了？为了找到这个问题的答案，我用了很长时间，想了很多：

　　·因为他喝了大量浓咖啡吗？

　　·他对咖啡因的耐受性比较好吗？

　　·他能够泰然自若地控制咖啡因带来的兴奋吗？

　　或许上述三个问题的答案都是肯定的，但是无论问什么问题，归根结底都会回到同一件事上：关注点。

处于高度焦虑时，我的关注点是焦虑，因此咖啡因作为一种兴奋剂，会进一步刺激这一关注，加剧焦虑程度。而那个喝双倍浓缩咖啡的人，则专注于读报。我们两人的身体都会对咖啡因产生反应，但由于各自的关注点不同，最终的表现也截然不同。因此有些人用喝咖啡来放松，有些人则连想到咖啡都会焦躁。重申一遍，这源于各自不同的关注点和心理状态。

你的意图决定了行为的结果

如果从一开始你就将焦虑作为自己的关注点，它脸上就会挂着不怀好意的微笑，在终点线挥手等着你，准备将你一把抓住。如果你想要打破这一模式，不带一点焦虑地结束一段旅程，就必须将关注点换成其他事物。

当生活不再围绕着焦虑打转时，你的关注点和心态就会完全不同。

让焦虑成为你唯一的关注点是件容易的事，如果真这样了，诸如吃块巧克力之类的小事都将变成一项重大决定。"这块巧克力将让我血糖迅速上升，感到焦虑。所以我不能吃它。"在吃下巧克力之前，你已经让焦虑成为自己的关注点，最终结果也就决定好了——那么当你撕下包装纸后又会怎样呢？我不怎么吃巧克力，所以不常面临这种决定，但是我如果决定吃巧克力，就会接受这一事实：巧克力中的大量糖分会迅速给我提供能量，巧克力还含有咖啡因，咖啡因有兴奋作用，也会影响我。我不会把这种能量用在让自己恐慌上，而是用在其他事上。或者我也可以很轻松地决定，不吃巧克力算了。

我尽一切可能，尽量避免摄入咖啡因，这并不是因为焦虑，而是因为咖啡因会让我感到头疼。每当我的身体对一种食物产生不适时，就会以头疼这种方式向我发出讯号。这让我面临了两种选择：我可以去尝试弄明白咖啡为什么让我头疼，看看自己可以为此做些什么；也可以尽可能避免摄入咖啡因，选择脱因饮食。我选择了后者，因为多数食物都可以做成脱因的，我对咖啡因也没有留恋。

如果你对坚果过敏，吃坚果会让你面临生命危险，就应当避免摄入坚果。你不能控制自己对什么过敏，所以只能不吃坚果。但如果你是因为焦虑才不吃坚果、巧克力或不喝咖啡，那就是另外一回事了。每天都有数百万人享受着这些食物，却并不感到焦虑，因此只要你的身体没有过敏或不耐受的情况，你也应该可以享受它们。这些食物给每个正常人带来的身体反应都是一样的，在你和其他数百万人之间的唯一不同，即关注点。

无论你做出什么决定，无论你决定吃什么食物、去看哪场音乐会、去哪家餐馆吃饭、去哪家超市购物，如果你不再把焦虑当作自己的关注点，情况就会好转。

吸引力法则

你或许已经很熟悉吸引力法则（The Law Of Attraction），或读过朗达·拜恩（Rhonda Byrne）的《秘密》（*The Secret*）一书了。如果不熟悉也没关系，吸引力法则背后的基本原理就一个：你越关注什么，就越能获得什么。许多年前，我在焦虑症和抑郁症病情最严重之际读了《秘密》，当时我以为它会告诉我一些有帮助的"秘密"。事实上它确实告诉我了，但并不是以我所预期的方式。这本小书非常简单，在我看来其中传递的讯息极具启发作用——通过吸引力法则，你可以获得更多在现实生活中想得到的东西。这一概念很重要，但非常容易被人遗忘，其实它是非常显而易见的！当你关注焦虑时，你猜怎么着？你会获得更多焦虑！

因此，这让我开始思考……

假如你可以运用吸引力法则，来吸引到一些你在现实生活中渴望的事物，那会怎么样？好吧，我要很高兴地宣布，你确实可以做到！从此刻开始，无论你选择将时间和精力集中到什么事物上，都会获得更多同样的事物——这是事实。这并不是某种形式的巫术，而是一种我们每人都有的力量，将这种力量运用到何种程度，由我们自己选择。和任何力量一样，它必须受到其他事物的限制。就吸引力法则而言，起限制作用的有机会、运气、理性和信念。如果它不受限制，那每个人买彩票就都可以中奖了，对吗？

吸引力法则之所以重要，还因为我们每个人在感情上彼此联系着。因此，你必须和那些对你本人和生活有积极影响的人相处。就我自己而言，直到我鼓起勇气，不再与那些消极的人来往之后，我才发现他们过去曾对我造成过多少负面的影响。我的一部分朋友从来不说任何人的好话，包括我。自从决定与他们保持距离之后，我感觉好多了。我承认起初自己需要他人帮助才能做到这一点，即便有些人对我不好，一想到要将他们排除出我的生活，我也会感到内疚。但是，这种内疚不久就消退了，因为一方面我没什么需要真正感到内疚的事，另一方面我确实感觉好多了。

试着避开那些从来没什么好话、处世消极、愤世嫉俗的人吧，否则你自己也会吸引更多消极和愤世嫉俗的事物。你将会不可避免地遇到这些人，但请努力不要让自己受到影响。这要求你必须强大，有时甚至得有些无情。如果你继续让他们存在于你的生活里，就会吸引来更多消极的东西。我并不是说，要让你与生活中接触的所有人都断绝关系——完全不是。即便是最乐天的人也会有缺点，也会有低谷。但是，你知道我说的是哪种人——那种什么都能找出借口、喜欢讲故事的人。他们是情感的吸血鬼！离他们远点，尤其是在你寻找平衡期间。你需要尽可能多地获取正能量，去寻找吧，吸引吧，你会得到很多正能量。

有目标

我曾遇见过一个名叫杰夫的焦虑症患者，他是一位60多岁的男士，在一家公司工作了30年后刚退休。他把工作视若生命，周一早晨再也不必起床去上班时，他就感到自己完全迷失了。他一生的多数时间都在勤奋工作，认为退休之后再无其他可以为之努力的目标了（这当然完全不对）。他不知道该怎样处理自己的时间，正因如此，焦虑成了他唯一的关注点，直到最终占据了他的全部生活。

没有明确的关注点，迷失方向，焦虑就会随之滋生，给你以重击。

健康积极的生活方式包含着改变，你必须重新调整关注点以适应改变。无论你最近是失业、退休、子女成年、与人分手，还是在经历其他重大人生事件，都应该准备好顺应改变，集中关注你的未来。

无论你的处境如何，只要将自己调整至上述状态，就会一直被人需要，总有某个人将需要你的帮助，从你这里获得力量。你是特殊和独一无二的，可以将自己知道或习得的事物传授给他人。你将永远有目标——只要你愿意。

望着你想要走的方向

有相当一段时间，我的愿望是学会骑摩托车。鼓足勇气后，我决定去上课。（这需要额外的勇气，因为当时我正患有高度焦虑症，并且处于不愿告诉任何人的阶段。）在室内上了几节课之后，我们得去室外公路上学习了！我还没来得及抛出那些"如果……怎么办？"的问题，就和大家一起被带出去了。

起初，在公路上骑摩托车有点令人胆怯，摩托车很难控制，人需要适应一段时间，尤其是控制变速轮。当我们驶近路上的一道急弯时，我听见教练在耳机里说："转弯时，你不要将注意力集中在掌控摩托车上，而要抬头看着你想去的方向。"我一抬起头，视线聚焦于路的顶点，摩托车就自然而然地顺着那个方向前进了。尽管我正在开车，却感觉自己似乎什么也没做，仿佛有自动程序替我做了这一切。这是我学到的最宝贵的一课，当我开始用这种方式（关注最终目标而不是任务本身）做生活中其他所有事时，事情自然就会朝着我想要的方向发展。你可以自己试试，抬头望着你想要去的方向，生活就会带你往那走。

> 开始向着正确的方向前进……永远都不会太晚。
>
> ——赛思·戈丁（Seth Godin）

还有一点也很重要，就是要望着正确的方向——即前方。

"我以前喜欢逛街买新衣服。"

"熙攘的人群和喧嚣的声音以前从来不会让我困扰。"

"我以前每周五下班后都会出去享受一下。"

如果一直回头看自己"以前"干了什么，就会很容易认定事情永远不会改变。未来没有任何事物值得期待，所有积极正面的事物都来自过去（在焦虑和抑郁占据生活之前的日子里）。为了打破这种悲观主义的固有模式，我不能再回顾过去了，而应该面向未来。只有过去能助我前进时，我才会回头看看，并思考：那段记忆会给我前进的动力，还是会让我满怀悔恨？

后悔只有一个作用：加剧焦虑和抑郁。

如果你放任不管，后悔将会把你吞噬。只有当你要从过去获得鼓舞，或看清自己所走的方向时，才应该回头看看，这有助于你前进并做出改变。与过去相比，现在和未来更重要，你现在所做的决定，将塑造真正重要的未来。

如果你继续带着过去的负面体验和悔恨生活，就永远不会前进。

我宁愿过一种"即便事情最终会失败或进展得不如我期待的那样顺利，至少我尝试了，学习了"的生活，也不愿过"我当初……就好了"的生活，难道你不是吗？

获得更多"好"压力

我相信好压力的存在，之所以知道这个，是因为这些年来我曾试图避免各种形式的、不知从何而来的压力。我如此害怕焦虑给我带来的一切，以至于根本不愿做任何事，只能待在自己的舒适区内——通常就是家中。

我总认为压力是一种可怕的感觉，会给我带来许多不快和不适。虽然这是实情，但我思考的角度也有问题。压力并不全是坏的，它是一种积极的信号——它告诉我，我正在沿着正确方向前进；它向我证明，我正在拓展舒适区的边界，挑战焦虑，改变生活。

我们所有人都不得不做感觉不适的事：看牙医、考试、在几百人面前做演讲……这些事都会带来压力和焦虑。但是，尽量不要将压力视为可怕、消极的感受和不惜一切代价要去避免的东西，将它看作一种积极的强化因素吧，它证明你的生活正在向正确的方向走。

发挥创造力

高度焦虑者富有创造力。我认为这不是巧合——你必须得很有创意才能不断地保持焦虑！你肯定具有某种天赋，而让高度焦虑作为这种天赋的代表，实在太不公平了。

> 焦虑是创意的侍女。
>
> ——T. S. 艾略特（T. S. Eliot）

与之相反，你应该将创造力发挥到积极的、有挑战性的事上。

爱好

我之所以有严重的社交焦虑症，是因为我和别人没什么话题可交谈！我的生活乏善可陈，焦虑让我封闭在自我的狭小世界里，脑子里进不来任何新信息。因此，你最好有一个爱好，这样可以学习新东西，遇见新朋友，让你和他人有话题可聊。

我的爱好是烹饪，它使我充满创意。类似的爱好还包括摄影、绘画、学习新语言或新乐器。此外园艺、舞蹈一类的爱好不仅能锻炼身体，还能发挥创造性，简直棒极了。

运用你深刻思考和深入理解的天赋，去获取新知识吧。通过阅读来激发想象力，订阅那些让你感兴趣的杂志，观看精彩的纪录片，学习那些颠覆思想的知识。我在探索频道（Discovery Channel）观看了一个纪录片，之后便对天文学产生了强烈兴趣。无论何时，我只要感到一丝焦虑或压力，就会抬头仰望天空。这样做让我认识到自己在广袤宇宙所处的位置，以及我的问题并不如我所想的那样大。

义工

志愿工作使你有机会帮助他人，而且不会面临有偿工作带来的压力。在心理上，这是非常有益的。我坚定地相信：你付出什么，就会收获什么。我知道，多数人都能找出许多理由：我们太忙了……做不了这些……但你即便只献出一点点时间（即便每周一小时）来帮助他人，也会获得回报。

当你决心把那个高度焦虑的自己抛在身后时，就会发现自己竟然已经花了那么多时间去焦虑。如今你已不再焦虑，生活中似乎出现了一个有待填补的大缺口，使你很容易重拾旧习。所以，请一定要保持活跃和忙碌，不要让自己有时间焦虑。多尝试新事物，直至找到自己的兴趣所在。当你从事自己真正感兴趣的事情时，会感到非常快乐，以至于都"忘记"去焦虑了。

认识"不得不做之事"

上文中我曾提到我们"不得不做"的那些事，它们潜藏于你的内心深处，决定着你行为的内容、时间、地点和方式。它们决定了人生的意义，决定了你会实现抱负，还是卧床不起。我们的"不得不做之事"来自我们的恐惧、对自己和他人的期待以及周围环境，也部分源于我们的成长方式。但是，先别急着埋怨父母，因为你的"不得不做之事"在不断变化，几年前有影响的，如今可能已无足轻重。

你必须认识自己的"不得不做之事"（换句话说，认识你自己），这非常重要，因为一旦你了解了每天是什么在驱动你、激励你、让你早上起床，你就更容易做出改变。

思考"不得不做之事"仿佛是在为自己设定截止期限。如果你知道自己周五有一场考试，你是否会更努力复习？如果你不知道，又会怎样呢？由于担心后果（考试不及格），你将不得不做这件事。其他事也一样，如果这件事对你有意义，你就会做，反之亦然。后来我觉得，如果某件事并不是非做不可，那就不做好了。我的"不得不做之事"本来就不多，随着焦虑和抑郁的加剧，它们还在不断减少。一念之间，这些原本赋予我意义、帮我塑造自我的事物迅速消失了。

"今天不起床了。"

"不上班了。"

"不去那场派对了。"

我直接、真切地了解抑郁症和焦虑症的影响有多强大，从中逃脱是何等困难。但是，如果你的人生就是起床、上班、参加派对，那该怎么办？这样一来事情会如何演变？对于多数读者而言，这可能是真的。明天你醒来后，最不想做的事就是起床去上班，但是你还得去，因为相比上班，你更害怕没钱没房子。因此，早上起床上班就变成了你的"不得不做之事"，你既可以将其视为前进动力，如愿改变人生，也可以把它当作更多焦虑的来源。多数人都选择了后者，于是感到了更多恐惧和焦虑（我知道我曾经就是如此）。

实实在在地说一句：我的决定有一部分出于懒惰。是的，为了将我困于绝望的流沙之中，焦虑和抑郁可以说是无所不用其极。但有些日子里，我只是在难易之中选择了易——卧床不起，而不是去直面心魔。因此，我认为对于身边最亲近的人来说，严厉的爱有时是最好的爱。如果你没能满足他们的期待，他们就会给你施加额外的驱动力，让你不得不改变。若我的爱人丽莎未曾时不时地鞭策我，我肯定不会恢复得这么快。

我在上文中曾提到，与正确的人相处非常重要。如果你整天都和不起床、不工作、不社交的人在一起，自己可能也会变成这样。如果你和那些积极进取、用实际行动改变人生的人交往，你自己可能也会如此。但这不是必然的——决定权在你，你的"不得不做之事"由你自己掌握。但如果生活中有积极乐观的人推动着你，在你需要时给你严厉的爱，你可能就会很快获得新生。

有目标

如果你想缓解焦虑，就需要开始关注自己真正想要的东西，这意味着要有一个目标。目标会让你集中注意力，这很重要，否则你就会开始胡思乱想、自找麻烦。

为什么说应该有一个目标，而不是很多目标？

我认为自己整体上是一个积极乐观、心态开放的人，但同时我也非常现实。我认为一个人可能会有太多目标——尤其是在应对焦虑和抑郁时，目标如果太多了，可能一个都实现不了，还不如只有一个目标。这和解决问题一样。你如果有一堆问题需要解决，可能会手忙脚乱，最终难以解决好任何一个问题。如果你能一次只选择一个问题，集中应对，就更可能如自己所愿。因此，我认为最好只树立一个目标。

在患有广场恐惧症、整日闭门不出的那段时期，我为自己设立了一个目标：7天之内，一定要亲自去附近的商店里买点什么。下面是这一目标的实现过程：

8月6日 周一

走出大门，在花园里待上5分钟。

——达成，进入下一步。

8月7日 周二

在花园里坐10分钟。

——达成，决定当天进入下一步。

8月7日 周二

自己去外面马路上走走。

——达成,进入下一步。

8月8日 周三

走去附近商店——如果感觉胆子够大就走进去。

——去了商店,但不想走进去。

8月9日 周四

走去附近商店,进店。

——去了商店,进店待了30秒,感到恐慌不安,随即离开了。

8月10日 周五

走去附近商店,进店待上至少一分钟。

——去了商店,店里人很多,但我成功在里面待了几分钟,直至惊恐发作,于是没买任何东西就出去了。

8月11日 周六

走去附近商店,进店买点东西。

——进店拿了一些牛奶,柜台没人排队,于是直接付款,微笑着回家。(没有恐慌!)

在上述几天的多数时间里,我都会有恐慌的感觉和不稳定的时刻。但我决定慢慢来,每次集中力量完成一步,终于在6天之内实现了目标。想想在此之前,我已3个多月没出家门了,这应该算是重大的进步。

当你做成了某件小事,接下来你能做成的事就会更大、更好,一切取决于动力、信心和自我信念——这些要素将驱散高度焦虑,助你实现目标。

关注所想

除了了解"不得不做之事"和树立目标外，你还应该关注自己想要的事物，这将有助于你确定自己的"不得不做之事"并予以强化，使你走上通往目标的正确路径。太多人关注的都是自己不想要什么，而不是想要什么。记住：关注点即未来。你如果总是关注自己不想要的事物，就更可能得到它们。

我的头脑中常常盘桓着一些"不想要的事"（担忧），比如：

"我不想每天早晨带着恐惧醒来。"

"我不想在恐惧中度过余生。"

"我不想受高度焦虑控制。"

这些担忧都是合理和可接受的，但麻烦在于，当我关注这些"我不想"的事情时，它们反而带来了持续的恐惧，对我毫无积极影响。它们把我封闭在恐惧的循环里，加剧了焦虑和抑郁。

于是，我开始反其道而行之，关注自己真正想要的：

"我想要享受新体验。"

"我想要感觉快乐、安全和自由。"

"我想要尽可能成为好父亲。"

从上述这些"我想要"中，我获得了行动的动力。如果同样的效果没发生在你身上，那是因为：

1.你不想改变。

2.你没有找到改变的真正理由。

焦虑症和抑郁症会阻碍你，你想要的事物则让你前进。缺乏有力的理由和目的时,生活中的一切都将很难。你必须理解改变背后的真正理由,否则就很有可能不会去改变。你将不断告诉自己你不需要改变,因此改变不是你的"不得不做之事"。例如,为了减肥决定节食,其效果还不如为了婚礼等特殊目的而节食——将要成为新娘的人会想象自己美美地穿着婚纱,在众人的艳羡中走上红毯的画面,这会让她更有动力把巧克力扔在一边。这个事例充满感情色彩,而感情会鼓励人去行动。当你的目标可以被触碰、感受、品尝、嗅闻时,它就更可能被实现。

你如果正在努力确定目标,最好花些时间思考一下,尽量找那些能够触及情感的目标。写下来,放在你能看到的地方,时刻提醒自己记住,自己为什么想要改变。

具体些

如果你问人们,他们的目标是什么,得到的答案可能都是快乐——这没错,快乐是人生最重要的一部分。但是,你只在口头上说要快乐,怎么能够实现呢?如果你可以确定,具体做些什么能获得快乐,并把它当作目标,就更有可能变得快乐。现在,你的最终目标是获得平衡——这又和嘴上说要快乐一样含糊不清。为了达成这一目标,请尽可能具体些,问自己一个问题:

"今天我要做些什么,才能进一步获得平衡?"

对于每天的目标,请触碰它、品尝它、嗅闻它,把它带入生活中,使它成为现实。如果有用,就和我一样为目标做个时间表吧,但这不是必需的——一切由你自己决定。如果有了时间表后,你感到自己变得动力满满了，那就这么做；如果正相反，那就不要做，否则你就有可能推翻刚树立好的目标。努力，为自己施压——但不要过度。如果目标看起来遥不可及，就说明你已给自己施加了太大压力，这时你会知道的。

通过时间的积累和不断的练习，你的目标可以越变越大，但它们必须是可以实现的，这样你才会有动力。

停止追逐快乐

许多人认为成功和成就能带来快乐，但如果我们把这个因果关系倒过来会怎样？如果说快乐能带来成功和成就呢？这种生活方式不是更健康吗？我们所有人都像没头苍蝇一样四处追逐着成功、金钱、名誉（或任何自认为能够带来快乐的事物），但在现实中，这些其实都是我们焦虑的主要原因。买到梦寐以求的车可能会让你在一段时间内感到快乐，但你很快就会去追逐下一个目标，这只是时间问题罢了。为什么？因为我们就是被这种需求操纵着。我们有不断去获取更多事物的需求，这不可以改变（就算可以我们又为什么要改变？），因此我们需要接受它、解决它。

与其不断追逐快乐，为何不从此刻开始做个快乐的人？过去和未来都很重要，但只有此刻是真实的。如果你说你今天先不快乐了，等到明天再快乐，那就没有意义了。就这一理念，埃克哈特·托利（Eckhart Tolle）在《当下的力量》（*Power of Now*）一书中做了非常详尽的阐释。这本书非常深刻，直达心灵。它传递了一个非常明确的信息：除非你开始享受此刻拥有的一切，否则你将永远不会快乐。换句话说，你需要对自己拥有的（而不是自己没有的）事物更加感恩，而你所拥有的就是——

此时此刻。

你是说我应该安于现状，不再奋斗了吗？

不，完全不是——事实上我的意思恰恰相反。目标是人生的健康组成部分，正是它让我们有了前进方向。

我的意思是，你应该定期审视自己的目标。如果你的目标是成为一家大型公司的CEO（首席执行官），正要不惜一切代价实现它，你可以仔细想想这真的值得吗？你的（心理和身体）健康是一切，为何要为了更多的金钱和权力去牺牲它，更何况实现了也不一定会快乐？我曾一周工作80小时，超负荷运转，来买些我以为会让我快乐的东西，例如最新款跑车。但是，这不仅没能使我感到快乐，反而给我带来了更多紧张感和压力，可以说毫不值得。我原以为自己可以长时间工作并保持身体健康，我错了，这大大加重了我的焦虑和抑郁，并长久地损害了我的健康。

我曾遇到过很多非常成功、富有的人，他们大多都很不快乐。他们拥有一切想要的物质财富，但都陷于深深的焦虑和抑郁之中。我知道这是为什么——他们太忙于追逐目标了，以至于忘记了要快乐。当他们最终实现这一目标时，或许会感到一丝快乐，但又立即开始追求下一个目标了。

我们已经知道，压力存在于生活的每件事中，好的压力可以促使我们获得更多收获。但是，当我们的身心开始向我们尖叫"喂，我受不了了！"时，我们为什么不听呢？我们只是继续置之不理，直至其演化成无法忽视的问题（例如精神全面崩溃）。如果停止追逐快乐，学会享受当下，或许有机会倾听自己的身心。

当然，也有一些当上CEO的人既富有又快乐，有一些人能够在压力和紧张中愈战愈勇。他们是超人吗？也许是，或者他们只是对自己更加诚实，他们所做的事确实令他们觉得开心。

对自己诚实

当我年轻时，我想要变得富有。这个欲望一直持续到20多岁，我唯一关注的就是拥有越来越多的地位标志，向所有人显示我是多么优秀。为了实现这一目标，我拼命工作，直至濒临崩溃。

于是我决定开始听从内心的声音，简化生活，尽可能摆脱那些不良压力。这时我的症状开始迅速消退，原来胸部一直闷痛，现在除非又给自己太大压力，否则一连几天都不会痛。所以我用胸部闷痛与否，来判断自己是否需要停下来休息一会儿。尽管有时我们不得不违心做些事，但大部分时间还是应该听从自己内心的指引。无论你的目标是当上CEO还是去做兼职义工，都不重要，你真正需要关注的，是你的目标给你带来的感觉。

快乐来自真正做自己

今天我们面临的最大难题之一就是，如何成为自己真正想要成为的人。我们总是受着新闻媒体、热播电视节目等各种外部因素影响，去穿得体的衣服、开好车、精心打扮、争取进入名流圈。这一切的驱动力都是钱，而其背后的信条是：钱越多，生活就越好。我最后惨痛地发现，这绝对是废话。这倒不是说想要更好的生活（物质、事业或外貌）有什么错，而是，在"安于现状"和"因某个名人说你这样还不够瘦而高度焦虑"之间存在一条微妙的界线。当你难以维持平衡时，你会意识到，通常也会出现高度焦虑和抑郁症状。

因为难以融入而感到焦虑是正常的（参见"DP 规律"一节），但是如果因此过度焦虑，就需要检视原因了。你做这些事，只为和其他人保持一致吗？你让自己挨饿，只因崇拜某个比你瘦的名人吗？这能使你快乐吗？可能不会。

立誓

除了树立目标之外，我发现立下一些誓言也很有用。誓言是某种你相信并赖以为生的东西，是你对自己做出的承诺，无论你感觉多糟，都不会背弃它。

直到今天，我还一直依赖以下两个誓言生活着：

1. 永远诚实

生活在谎言中是件易事，10 多年来我都是这么做的。我压抑了自己的真实想法和感受，不愿意说出自己在想什么，因为我担心那样做会影响我的生活，其他人会对我有看法。因此，现在我发誓，我要永远对自己保持诚实，无论以后它使我变得多么脆弱。

2. 敞开心扉

我天性内向害羞，但是要从焦虑和抑郁中重获新生，与他人交谈并分享经验很关键。如果想让生活朝着更好的方向发展，就需要努力进一步敞开心扉。我曾习惯默默承受一切，自记事儿起就一直这样，这是个顽固的习惯，已很难改正。但是，我仍然发誓一定要敞开心扉，这是我做过最难的事之一，但是我不得不做，并且现在做得已经比原来好很多了。自从发誓敞开心扉，表达自己内心的真实感受，我感觉自己每天都在进步。

进入下一部分之前

现在，你应该已经对焦虑有了进一步了解，学到了几种减少焦虑的方法，对未来也有了更明确的规划。在我们继续进入本书最后的部分——"获得平衡的10项行动"前，我想先来说说，为何焦虑症和抑郁症总离不开两件东西：

1. 生活方式

2. 心态

最后一部分中的"10项行动"主要讲如何处理好生活方式和心态，因为它们是平衡生活的关键所在。它们也能以有组织、有效率的方式，帮助你克服对死亡和他人的恐惧。克服了这两项恐惧后，你会感到"天宽地广心无界"。

你掌握每项行动的顺序并不重要。有些行动可能要花费更长时间，因此不必谨遵本书中的排列顺序，你可以在自己觉得正确的时机采纳和应用它们。你或许不能一下子记住和学会每一项内容，但你可以在必要时回来翻翻这本书，将本书当作参考材料。

你掌握越多行动，就越能达到平衡。

第四部分：获得平衡的 10 项行动

行动 1：直面焦虑症和抑郁症

人们（尤其是长期患有焦虑症和抑郁症的人）总会问我这样一个问题：
"要解决我的问题，该从哪儿入手？"我的回答一直都是：

要解决焦虑症和抑郁症，首先请直面它们。

直面不等同于与之斗争。尽管我在本书里曾不止一次地提到"斗争"
这个词，但它的含义是积极的，是一种"站起来，往前走"的心态，而
不是真正要与你的症状对立起来。你知道，企图对抗某一根植于你体内
的事物，必然会让你遍体鳞伤，徒劳无功。而直面它，则意味着承认它
确实是一个问题，意味着你知道自己有这种恐惧，需要把它摆在台面上，
认真应对。

在罹患高度焦虑症的15年中，多数时间我都生活在彻底的自我否定
里。我压抑着内心最深处的想法和感受，过着双重生活，不愿告诉任何
人我正在经历着什么。我认为自己是地球上唯一一个陷入高度焦虑的人，
感到害怕、羞愧，有时还会尴尬——别人会怎么想？现在我知道，这种
沉重的心理负担完全是不必要的，焦虑症和抑郁症是最常见的心理问题，
每四个人中就有一个人有过这种问题。你不是一个人。

去聊天吧！

敞开心扉，分享你的真实想法和感受，这是新生之始。尽力压抑所有情绪没有任何好处。我并不是建议你去楼顶大喊，但是希望你能试着去和某人聊聊天——尤其在你把一切都压抑在内心，独自忍受煎熬时。

你越压抑问题，问题在你看来就越大。

如果你决定和别人聊聊你的真实感受，我将为你感到非常骄傲，因为我知道这对你来说会有多难。向朋友、家人和最亲近的人敞开心扉可能会很难，但这是正常的，因为这些人对你而言非常重要，你最不想受到他们的区别对待。放心，他们不会的。他们爱你、关心你，不会对你妄加评论，反而会因你的坦诚而尊重你。

我用了 10 年时间才做到敞开心扉，所以真诚地希望你不用花同样久的时间。如果你饱受折磨已经很久了，请马上开始行动，去做任何让你感觉舒适的事。如果你一时间还做不到与最亲近的人聊天，请先与某个持中立态度的人分享心事吧——比如心理医生。请定期谈论自己的真实想法和感受，不要再压抑了。

还有一个方法，你可以写博客或日记，我就是通过开博客来帮助自己敞开心扉的。我曾想创建一个平台，让分享变得更容易，因为我知道分享并不是件易事，有时甚至是你最不愿做的。与一个常常充斥着愤世嫉俗观点和负能量的典型论坛不同，我想建立一个供人们进行问答的交流平台，因此在我的个人网站上，你会看到一张"常见问题"列表。你可以借此与他人建立联系，在网络社区中向他人提问。尽管我不能保证你的问题总是有人回答，但你可以浏览他人的问答，并从中获益。欢迎来我的网站交流！

求助

我第一次向他人求助，是让我的爱人帮我粉刷房子。当时我没钱雇佣一个专业粉刷匠，自己的粉刷技术也不好，于是咬咬牙，决定向她求助。这是件难事，因为在那之前，我总以一己之力承担起所有事情。我内心的控制欲和完美主义倾向让我相信，没人能比我自己做得更好，因此很少向他人求助，即便有时自己很难完成。这一次，我很高兴自己决定将这个毛病抛到一边——我的爱人出色地完成了粉刷工作，我也因此上了宝贵的一课。当我看着她粉刷过的墙时，我注意到她比我做得更好！当时我并没这么说（当然了！），但我意识到，如果我不是那么充满控制欲和顽固不化，就不会独自挣扎这么多年，我的控制欲只做了一件事，就是带来更多负担和焦虑。

我知道我在这里举的刷墙事例可能比较琐碎，但你可以把它替换成任何一件你无法独力完成的事，因为道理都是一样的。不论是粉刷房屋还是克服焦虑，都不要因为固执、完美主义或控制欲的阻挡而拒绝寻求帮助。分享就是分担，确实如此，这适用于生活的各个方面，包括你的新生，因此不要再给自己过多压力了。外面有很多人乐于向你提供帮助，我想你也同样乐于帮助他人。我的意思并不是说，因为你懒得解决一个问题，就可以把它扔给他人。无论你获得了多少帮助，最终都需要自己来解决问题。但是，你如果有心事，就要说出来。向他人求助，会让你轻松很多。多年以来，我都在进行着这样的内心斗争：我曾认为如果向他人透露个人信息，自己就会受到伤害。现在回头看看，这种想法非常糟糕。在我新生的过程中，他人发挥了重大作用。当你学会从他人身上获得力量和积极性时，就会开始真正关心他人能够为你做什么（以及你能为他人做什么）。他人提供的不同观点和谈及的某些小事，都有可能让你的生活变得更好。

我并不是非常善于交际的人，也没有成千上万个朋友，但是在我需要时，那些对我真正重要的人总是能够推我一把。我希望，我也在为他们做同样的事。

在改变中寻找安慰

我听不少人说过，光是克服焦虑症和抑郁症这一想法就很"可怕"了。可是带着这些问题度过余生应该更可怕吧？事实上，在面临变化时，有些人应对起来会比其他人更难，这还是由于那两个字——恐惧。他们害怕未知和另一面的事物，担心在情况不妙时不得不为自己的行动承担责任。因为恐惧，人们会勉强留在一段不健康的婚姻或恋爱中：比起现状，他们更害怕独自一人或去认识新人，因此选择硬着头皮忍受痛苦。

不要紧紧抓住让你不快乐的事物，以此惩罚自己。生命真的太短，与其害怕改变带来的后果，不如去拥抱它。当我告诉某人他必须改变、直面焦虑时，我完全理解他会恐惧。因改变而恐惧很正常，这种恐惧多数属于对未知和平衡生活的不确定的恐惧（尤其是在已经习惯了长期焦虑时）。这是很顽固的习惯，很难打破，但与其他顽固习惯一样，值得付出努力。相信我，平衡的生活比充满焦虑和抑郁的生活好太多了。

你的转折点会是什么？

我的转折点发生在超市。对于想要寻找答案的我来说，超市就是催化剂，甚至是你能读到这本书的最终原因。那么，你的转折点会是什么？

许多人说他们想要改变，是因为顾虑孩子、配偶，害怕丢工作，害怕无家可归。但是无论出于什么原因，只有当你自己决定改变时，真正的改变才会发生。

为什么说即便不想改变，也必须改变？

你可能早已作茧自缚，把自己紧裹在高度焦虑中了。你可能认为自己已离不开焦虑，走不出自己的舒适区。你可能会想："如果我不焦虑，生活会是什么样？"如果情况确实如此，请想想以下两件事：

1. 你的舒适区有多舒适？

2. 你实际有多快乐？

如果你不自由（这里所谓的"自由"，是不让高度焦虑主导你的生活），你就没法快乐起来。

做出重大的人生改变，是你所能做的最简单的决定，却是最难做到的事。我完全了解，因而热切希望帮你做出改变——我知道如果我提供帮助，你就会停止踌躇不前。

转折点永远存在，每个人都有自己独特的转折点。我的情况发生了转折，是因为我做了一个决定——每天都要过得比前一天好。通过坚持这一决定，我很快找回了幸福，开始重新期待生活中的种种事物，而不是害怕它们。我知道，你们多数人都急切想知道，我的改变总共花了多长时间，这可以理解。事实上，当我决定改变并坚持这一决定时，改变就立即发生了。而且，和生活中的其他事物一样，如果你不断努力追求平衡，对过程中不可避免的起伏做好了准备，就已经走上新生之路了。

行动 2：检视你的生活方式

现在我可以说，我以前选择的生活方式对缓解焦虑症和抑郁症没有一点好处。那时，我的健康状况糟透了。我大可找借口说，这是由于无知和缺乏教育，但这借口一点也不好。事实是，我本应更加努力地实现改变，尽可能戒除坏习惯，走出日复一日的死胡同，但我没这么做。

在最焦虑的时期，我的一天常常是这样度过的：

上午晚些时候

醒来，立即产生担忧、受压迫和恐惧的感受，因为缺少睡眠感到精疲力竭。因为不想面对世界，我卧床不起。

午餐时刻

没吃早餐，所以试着吃了一点点午餐，通常都是些不健康的快餐，因为我没有力气准备一顿像样的午餐。

下午

没有动力工作，但又害怕无家可归、付不起账单。因为紧张和疲劳，我不能集中注意力。感觉不太好，所以又回到床上躺着了。

晚上

要让自己从焦虑中分心，就看看电视或玩玩游戏。我喝了杯红酒试图放松下来，接着又喝了一杯，直到喝完一整瓶。

凌晨

还在看电视。时间太晚了，于是我上了床，迫切地想要睡一会儿。我很累，但就是睡不着——脑子里仍然盘旋呼啸着各种担忧和压力。我起床，又打开电视，一直看到困得睁不开眼睛，终于精疲力竭地在沙发上睡了过去。

看完上面这个模式，我受的这么多苦就不足为奇了吧。

没有关注点。

吃得不健康。

摄入太多酒精。

不锻炼。

睡眠模式糟糕。

而且这还只是在家里，在工作时我也感觉很糟糕，充满了压力、紧张和焦虑。上班对我来说像在做噩梦，正如以前不想去学校一样。尤其在周日晚上，恐惧感会袭来，使我不能入睡，因此周一一早我就精疲力竭（一周可不应该这样开始）。电话响了，不想接；邮箱堆满了未读邮件，不想读；客户要求会面，而我最不想做的事就是与人会面，因为在陌生社交环境中总感觉"奇怪"。一整天里，我会一杯接一杯地喝咖啡，努力保持清醒。我经常不吃午餐，即便吃也是从附近餐车中买些快餐。我什么也没做，任由这种不健康的循环继续。要重获平衡，我唯一能做的就是大大改变生活方式。

你是怎样开始每一天的？请花5分钟反思你的生活方式（从醒来到入睡），把它写下来也可能有用。如果它和我之前的生活方式有任何相似之处，你还会奇怪自己生活在高度焦虑中吗？任何过着这种生活的人都不应感到奇怪。我觉得我能给出的最好解释就是：

除非你先改变你的行为和坏习惯，否则一切都不会改变。

我确信焦虑症和抑郁症有能力把你困在固有的生活方式中，但你必须明白：正是这种生活方式造就了现在的你。除非你已准备好自我救赎（这需要努力做出改变），否则你的生活将维持原状。

负责任

我原来总把自己的压力和焦虑归结到外部因素上，直到认识到自己的环境是由自己创造的，我才开始为生活负责。这包括对身边的人负责，对自己的行为负责，对工作负责，对选择的生活方式负责。

伴侣 / 丈夫 / 妻子

高度焦虑能让伴侣之间的关系变紧张，有时会导致一方发出这类最后通牒："要么你改，要么我走。"这公平吗？我认为这取决于当时的情境。如果你自己不去努力改变，而要求你的伴侣调整自己，以适应你的高度焦虑，那么我认为他有权要求你改变。和高度焦虑者一起生活极具挑战，尤其当病情阻碍人们完成购物、带孩子去公园等日常活动时。善良的爱侣总是希望你（和他自己）能过得更好，他想和你一起体验新事物，这并不自私。要做到这样，你必须过上一种正常、积极的生活，而这也是维持一段良好的关系的必要条件之一。如果你不对改变付出任何努力，难道伴侣会忍受吗？有时，一点严厉的爱正是你需要的。

在一段彼此相爱、彼此支持的关系中，你的伴侣可能会尽力了解你的情况，以便提供有建设性的支持。如果情况如此，不要因为他不能真正理解你的问题而生气或沮丧，他已经努力去了解你、支持你了，你只能要求这么多。除非你的伴侣也亲身经历过高度焦虑，否则他永远也无法真正理解你。如果他从未经历过，不知道焦虑的可怕和毁灭性之处，你又怎能要求他完全理解你呢？

但是，如果你发自内心地努力改变，每天都做得比前一天更好，而你的伴侣还在不断让你为自己的病情感到内疚，不给你足够的时间，你就应该扪心自问，自己是不是选错了伴侣。他是在帮助你获得平衡，还是在阻碍你？

在一段健康的关系中，两人的意见偶尔不同很正常，但是如果持续的争吵（就你的病情或其他任何事）引起了压力，那你不仅是在选择争吵，还是在选择承担更多压力——这毫无益处。一个不支持你的伴侣会阻碍你取得进步，让你花更长的时间获得平衡。每一段关系都需要人们付出努力，无论其中有没有焦虑或抑郁的影子。如果你的关系值得你为之奋斗（也就是做出改变），那么你就必须做出改变（有时双方都得改变）。

工作

如果工作负担过重，导致你压力过大，也是你自己选择了承担工作，并怀着以下想法：

"如果我不加班，就可能被炒鱿鱼。"

即便确实如此，责任依然在你，理由如下：

1.你选择了到让你超负荷加班的企业工作。

2.你没有对工作量太大提出意见，如果你向老板反映，工作量或许会减少。

3.你自愿超负荷工作，以便获得晋升或奖金，但却不愿承受随之而来的压力。

这适用于你承担的所有工作，无论负担是轻是重。如果工作内容十分轻松，但仍然让你过度焦虑，那么问题可能出在你的工作种类上。你可以选择是否还为同一家公司继续工作，是否继续做同样的事情。找份新工作或转行可能会带来新的挑战和压力，但如果你认为自己的工作单位/工作负担是焦虑的主要原因，就换个工作吧。新工作虽有压力，也不会比你目前的处境更糟。你唯一需要注意的是：山坡另一面的草不一定更绿，新工作比旧工作更好的可能性不大。如果你要尝试新事物，先尽可能多地做研究，确保你不是"才出油锅，又进火坑"。

你因为害怕面对老板，所以不敢要求减少工作量吗？话又说回来，比起你已经承受的压力，这能坏到哪里去？你可能认为，如果你去找老板，说你的工作负担太重，会显得你很软弱。其实不会的。不惧怕挑战现状的行为，反而显示了你的力量。此外，你说的情况可能是真的，你都在受剥削了，还坚持立场干什么？去向老板反映，或许可以让工作量减半。你自己想想，继续用高负荷的工作压垮自己和抛却恐惧去和老板谈谈，哪个更糟？

不要害怕你的恐惧。它们存在于此并不是要让你害怕，而是要让你知道有些事是值得的。

——C.乔贝尔·C.（C. Joybell C.）

高度焦虑者通常都有雄心勃勃、争强好胜的个性，我自己就是这样。为了做到最好、最快晋升、获得最多奖金，我愿意做任何事。我似乎天生想要在一切竞争中胜出，一项无聊的小游戏都可以被我升级为全面战争！你如果工作十分拼命，感到高度焦虑也不足为奇。在工作中需要负担高度责任的人（例如医生、教师、消防员）最容易产生心理问题，这并非巧合。当然，雄心勃勃并没有什么错，但如果处理不好随之而来的不可避免的压力，个人健康就会面临威胁。

和选择伴侣一样，选择工作也由你本人决定。你的事业很重要，但没有健康重要。有时，你必须先把野心放一放，关注自己和自身的健康。当然你也可以继续坚持拼命工作，选择权永远在你。

疾病

患有某些疾病（例如哮喘或糖尿病）也必定会使你与焦虑症和抑郁症的斗争变得更加艰巨。因为诸如呼吸急促、头重脚轻等症状会和高度焦虑的症状产生交叉重叠，进一步强化恐惧的循环。但是（你知道我一定会说但是！）疾病如果得到了妥善治疗，就不应该被用作高度焦虑的借口。许多患有疾病的人并没有高度焦虑，因此疾病本身不是问题。

如果你患有某种疾病，就必须努力不让它的症状与高度焦虑的症状挂钩。如果你继续把高度焦虑归咎于疾病，就代表你承认焦虑将永远存在——事实并非如此。

现代生活

你希望睡在一个寒冷、黑暗的山洞里，时刻担心野兽来吃掉你，还是在安全的家中打开灯和暖气，躺在床上舒服地入睡？要吃饭时，你希望花几小时去打猎觅食，还是随手拿起电话叫外卖，等着食物被送到手中？

自从人类开始在地球上行走，我们就必须应对压力，只是压力的种类各有不同罢了。我们不能把焦虑归咎于现代生活方式——包括电视、网络和手机等。即便这些事物不存在，也总会有其他事物为我们的生活带来压力和焦虑。你真正能责怪的只有一件事，它是一切事情的起因——你自己！

只要你不断找理由或借口，高度焦虑就会一直存在。

我知道我在这里可能有些苛刻，但正如我之前说过的，有时我们需要一点严厉的爱，它会推着我们往正确的方向去。我们需要时不时地得到警醒——事情没那么好，我们需要做出改变。

> 我之所以去做这件事，不是因为它容易，而是因为它值得。
>
> ——亚特·威廉姆斯（Art Williams）

你永远有选择权，虽然你在当时很难看清这一点，而其他选择可能会带来不同的挑战和压力，但你的选择永远不止一个。我不是说你应该逃避所有会让你产生压力的情境——你只需应对压力即可。即便是健康、平衡的生活也总是包含着压力，因此你的解决方案不是逃避压力，而是更好地管控压力。

当压力超过一定限度时，你就必须负起责任，为此做点什么。不要成为高度焦虑的受害者，如果你怀着受害者的心态，就永远不会承担起责任——总觉得是其他人或其他事的错。当你认为这不是你的错时，就不会为此付出努力，因此永远处理不好这件事。

焦虑没有选择你，但如果你不负责任，不承认它是生活的一部分，就是你选择了焦虑。

埋怨他人和找借口不会改变任何事情，只有当你对生活中的一切承担起100%的责任时，才能看到什么是需要改变的。在那之前，要克服焦虑症和抑郁症是不可能的。

行动 3：关注你的环境

为什么人们认为，走地鸡下的蛋比圈养的鸡更好？一个更健康的环境意味着更好的生活质量、更幸福的生活、更平衡的自我。

为自己的外表自豪

由于焦虑症和抑郁症常常一同出现，情绪低落、缺乏动力的情绪恶性循环可能会使你对个人卫生和外表毫不在乎。我就是这样的，有时从床上爬起来去洗个澡这点小事，对我都像攀登珠穆朗玛峰一样难。尽管缺乏动力使之变得很难，但每天洗个澡还是很必要的，即便你觉得自己根本不需要洗；即使没有任何人来访，你还是应该洗个澡；即使是个"慵懒的星期天"，你还是应该洗个澡。为什么？就算当天没有任何计划，感觉清爽整洁仍会使人动力满满。你越不洗澡，就越感觉无所事事，这是在告诉潜意识，自己不洗澡没关系（参见本书中关于恐惧循环的部分）。

你每天不必打扮得好像要去拍写真，但如果对自己的外表稍用点心，你的感觉就会好很多。是整天穿着睡衣懒散地待着，还是穿上最好的衣服装扮停当，这二者间的心理差异是巨大的。稍用点心，你就能激发自信。即便你认为自己不需要或不想用心打扮，也得这么做。在商店里看到你最喜欢的衬衫或好看的鞋子时，别犹豫，为自己买下来吧。你值得这么做。

工作

那些有工作的人对自己的工作有何感觉？我相信，如果有选择的余地，多数人都不会想去工作，而可能想在加勒比海的某个岛上度假。但是，我们大多无从选择！我和许多人交谈过，他们都说自己的焦虑主要源自工作。我对此毫不惊讶，如果你有一份全职工作，并把大多数时间都花在工作上，却一点也不开心，你的焦虑程度当然会大大加深。

只有少数人会真正喜爱自己所从事的工作，很多人是不喜欢自己的老板的。一个差劲的老板可能会加重抑郁和焦虑，不幸的是，世界上似乎已有太多这样的老板了。如果你的情况确实如此，我给你的建议和前文一样——你如果难以忍受自己的工作，就去改变现状。但是，我不建议你裸辞。除非你的个人经济条件允许，否则效果将适得其反——你会面临更多压力。请保持理性，先为未来考虑周全，不要做任何仓促的决定。但是，有时为了向着积极的方向进步，你需要做出 180 度的大转变（例如换工作）。如果你足够幸运，热爱并享受你的工作，那么我对你表示祝贺。这份工作对你来说弥足珍贵，在重获平衡的道路上，你已比别人领先一大截了。

吸烟

我当了15年的烟民，有生以来最好的决定之一就是戒烟。我不会掩饰或隐瞒，实际上戒烟很难，但是值得，我一次就彻底戒了烟。市面上有很多实用的戒烟的辅助方法。关于吸烟的种种害处，我如果要说还可以继续说很多，但你应该早已知晓，因此让我们简明扼要地切入重点吧：

戒烟可以缓解焦虑。

尽管人们普遍相信吸烟可以降低焦虑水平，但已有证据表明，一旦戒了烟，人才能真正感觉焦虑得到了缓解——我可以作证。焦虑不需要任何辅助，你最不想做的应该就是给焦虑提供更多能量了。吸烟会加剧焦虑，让你感到眩晕、心悸、胸闷、恶心，而这些症状会导致惊恐发作，引发进一步的高度焦虑。

戒烟是我做过的最好的决定之一，我这样说有很多理由，例如戒烟可以消除与焦虑相关的症状。如果你在吸烟，请尽最大努力戒掉吧——你不会后悔的。

酒精

你应该摄入多少酒精应该取决于你的常识，而常识会告诉你，饮酒应该适度。许多人都会在周末放松一下，小酌几杯，但如果喝酒是为了镇定焦虑情绪，反而可能导致饮酒过量。

在高度焦虑最严重的时期，我一晚能喝一整瓶红酒——用来帮助自己"放松"。我肯定饮酒过量了，这一点不必看任何官方指南就可以确定。

酒精在我的恐惧循环中扮演着重要的角色，尤其是次日宿醉带来的可怕后遗症。宿醉引起了许多最不愉快的生理和心理症状，包括疲劳、头痛、眩晕等等。

摄入的过量酒精可能让你感到生命枯竭，毫无力气去对抗高度焦虑和抑郁，充斥着绝望的念头。我曾经遇到一个人，他把宿醉描述成试图爬出毫无生机的枯井："我越努力爬，越往下滑落，直至筋疲力尽地放弃。我坐在井底，身体蜷缩成一团，等着有人来救我。"我认为，这是我听过的对宿醉和高度焦虑最贴切的描述了。

在焦虑再平衡期间，请试着完全戒除酒精。先不要抗议！我不是要抵制一切派对。我只是基于自己的经验，给你一些我认为有用的建议。和其他人一样，我也喜欢和朋友们小酌几杯，但是当酒精对我产生负面影响时，我就会彻底避开它。这需要强大的意志力，但结果（平衡）是值得的。就算喝酒合法而且你的朋友都喝，也不表示你必须喝。由于种种原因，包括对健康的长期损害，酒精和毒品都不是高度焦虑的解决之道。你必须先建立平衡，然后才可以适度喝几杯（如果你想）。看，我并非提倡完全不喝酒。

违禁药物

与高度焦虑和抑郁抗争，有时就像在试着阻止一条疯狗咬下你的胳膊，因此有时你会渴望放松，但这可能会导致成瘾症状，比如对违禁药物上瘾。和酒精一样，药物可以导致偏执妄想等极端感受，让人觉得非常不适、疲劳和绝望，这些症状都会进一步加剧高度焦虑和抑郁。

通过服用违禁药物来缓解症状的行为是非常短视的。你应当清楚地认识到，长期看来，这些药物无论如何都不能帮助你解决焦虑和抑郁，反而会狠狠地伤害你。

好了，就说这么多。去做正确的事，去获取你所需的帮助吧。

特别提醒

如果你觉得自己需要专业人士的帮助，才能戒除某种药物（无论是合法的或违禁的），不必独自挣扎，请立即行动，你可以随时随地获得帮助，第一人选就是你的医生。

行动 4：控制饮食

我并不是个健康狂人，也不是第一个告诉你，你应该在生活中享受更好的东西（包括更好的饮食）的人。但是，当我开始注意饮食时，生活就改变了。我之前从未节过食，但自从开始用心控制饮食，我注意到自己的焦虑大大减轻了。我将这归结于若干原因，其中包括饮食对个人感受的重大影响。控制饮食，你就能改变生活。

焦虑和食物

对许多人来说，焦虑和食物之间存在密切的联系。我只要一吃东西，消化系统就会出问题，甚至可以说，对我的生理和心理影响最大的就是消化问题。只要想到喝杯咖啡或吃顿饭后可能消化不良，我就十分恐慌。我曾经认为消化不良与心脏问题有关，这引发了我的焦虑。改善饮食，解决消化问题，我才得以打破在消化不良和心脏病之间所做的心理联想，这使我的生活发生了重大的变化。

焦虑会影响消化道（食物经过身体的路径）和食物处理的过程，具体的细节我就不再赘述了。当你摄入食物时，消化过程从大脑开始（不是从口中或胃部），这也就解释了为什么那么多焦虑患者都有消化问题。你的大脑会把生存本能（战斗还是逃跑）提上优先位置，这会减缓消化过程，常常导致消化不良。性欲也是如此，当你焦虑时，你的性冲动会大大减少，这是由于大脑将这一反应关闭了——为的是将全部精力都集中在维持生存上。当你忙着从野兽口中逃生时，最不需要的就是食物或性了（如果那头野兽是只树懒，你或许有时间把两件事都做了）。

消化不良是一种非常不舒服的感受（我相信你一定经历过）。对我和多数人而言，其表征就是胸部发紧，这很容易让我联想到更加糟糕的情况。如果你和我一样，花数个小时在网上搜索"胸痛"，简直能吓个半死。仅仅是消化不良这一件事，就可以在恐惧循环中扮演重要的一环。

消化不良＝潜在心脏病＝恐惧/焦虑

你的最终目标是由内而外地感觉良好，因为当你感觉良好时，焦虑和抑郁就起不到什么作用了。如果你想让自己尽可能如此，就必须控制饮食，降低消化不良及其他饮食问题的出现概率。

避免不易消化的食物

不要吃油腻或难以消化的食物，例如大份咖喱或周日晚上的一顿大餐。不要吃到再也吃不下为止！土豆、米饭、面条等碳水化合物很容易让人吃撑，辛辣的食物会让人感到非常不舒服，并引起消化不良。或许，你也不习惯某种特定食物？那就不要吃。很奇怪的是，我就不能吃黄瓜（尽管我知道黄瓜96%的成分都是水），所以我不吃它。

我喜欢食物，一直如此。不要过于关注你应该或不应该吃什么，但是请记住：油腻、高碳水的食物会让你感觉不适，破坏你的平衡。食物的作用应该是为你提供能量，让你感到精力充沛，而不是相反。始终保持健康饮食，如果想减几斤肥，就合理地调整饮食，少吃几顿"大餐"。不要过度节食，这种方法毫无用处。可以先在网上找些健康的减肥食谱，按照个人口味为自己编排一套，这很有意思。

我知道，当你回家时，你可能只想坐下来好好休息，把晚餐塞进微波炉，等着热好的那一声"叮"——但方便食品没有好处，它们的配方以及加工储存方式意味着它们永远比不上一顿现做的新鲜饭菜。健康饮食确实需要额外付出努力，包括一些额外的烹饪时间，但很快你就会建立自己的习惯和固定程序。我每次都会做上一批，然后速冻起来，这挺有用。例如，当我做汤时，我会同时（用大锅）做上两三份，然后冻起来。下次我想吃时，只需解下冻便可。对酱料或其他可以速冻的食物，也可这么处置。

如果你觉得有任何困难，可以找到许多有用的信息或专家（包括饮食学家和营养学家）。你可以请朋友推荐，在网上搜索，或在本地名录中寻找。

不能直视食物？

在最低谷时，我甚至不能直视食物，一看就感到恶心。吃变成了我生活中最不重要的事，短短几周内就瘦了 10 斤。这个问题很严重，因为每个人都得吃东西，这样才获得身体和生存必需的养料。没胃口这件事让我死死困在恐惧循环中，我越不吃，身心越虚弱。我知道我必须尽快找出解决方案，否则就会日渐消沉，不能再继续战斗。终于，我找到了一个办法，就是喝蛋白粉奶昔。

当我吃不下甚至不愿看食物时，可以喝一杯蛋白粉奶昔，从中获取能量。这种奶昔并不只为那些青筋直暴的健身人士专门设计，有些也针对节食者。这个市场很大，有很多选择。一杯好的蛋白粉奶昔包含了一顿饭能提供的多数营养成分，但不能代替蔬菜和水果，因此如果你还勉强可以吃些东西，就尽量再吃些新鲜、健康的食材。我不推荐长期用奶昔替代正餐，我只用奶昔熬过最低谷，之后还会拿起筷子，重新投身于食物的美妙世界。

改变饮食

显著改变饮食，将大大影响你的平衡。如果你是一个激进的节食者，一周只吃肉，下一周只吃蔬菜，就不太可能重获平衡。你的身体会对饮食的改变做出回应，所以请尽量让饮食保持简单和一致。我曾经3个月每天都坚持吃同样的食物，尽管这样有些无聊。如果我想要改变饮食，就会渐进地改变，给身体适应的时间。

我说过，我不是一个健康狂人，也不是饮食专家。但是，健康饮食与常识有关。我知道，如果我每天早晨吃香肠面包，中午吃三明治、巧克力和薯片，晚上吃薯条和汉堡，甜点吃芝士蛋糕，喝很多碳酸饮料和咖啡，晚上10点还吃一块蛋糕，很快就会胖得穿不下所有衣服。这会让我感到沮丧和抑郁，继而进一步在食物中寻求安慰，这种恶性循环也会持续下去。

最终，你必须做出选择：你更想要"吃块蛋糕"那种短暂的快乐，还是一生的健康和幸福？

饮食小技巧

在为期 3 个月的再平衡过程中，我一直坚持着这些技巧。我发现它们非常有用，以至于直到现在，我也在每天使用。

吃早餐

焦虑会耗尽你本就所剩无几的精力，因此需要确保正确开启每一天。早餐会让你一早活力满满，是一天中最重要的一餐。请选择一些高能量的食物，例如即食麦片或粥，再配上一只香蕉。

拒绝咖啡因

如果你认为咖啡因能够唤醒你，那就错了，咖啡因只是让你回到本来应有的状态。是的，咖啡因是一种兴奋剂，但如果你不需要它，它只会强化焦虑。小心茶或咖啡等咖啡因浓度较高的饮料，最好找些替代物，例如脱咖啡因饮品或草本茶。

如果你不能想象没有咖啡因的生活（我加上这一段，是因为有很多人确实这样想），那么根据平衡的理论，你应当可以随心所欲地做自己喜欢的事，包括摄取咖啡因。我的建议只是，在再平衡期间（大约 3 个月），请尽量少喝含咖啡因的饮料，因为当你处在焦虑状态时，咖啡因很有可能对你造成负面影响。如果你决定不改变习惯，继续摄入咖啡因，就不要再浪费时间思考为什么你的焦虑没有好转了。改变常常意味着牺牲，一切牺牲在开始时都非常困难，却会随着时间流逝渐渐变得简单。

大量喝水

请大量喝水，从早喝到晚。水会冲刷体内的毒素，使你焕发活力——这里唯一的代价是，你可能要比往常更频繁地往厕所跑。

定点吃零食

一天之内，每隔一定时间吃点零食，让能量水平保持稳定。可以选择高能量的零食，例如坚果、蔬菜或水果等。

吃香蕉

香蕉富含钾，有助于平衡血糖水平，香蕉里的碳水化合物也可以保持能量水平稳定，所以一天可以吃两三根。我知道一口气吃太多香蕉并不是件易事，但还是请尽量一天至少吃一根（早晨吃）。你也可以稍稍改变口味，吃些其他富含钾的食物，例如深海鱼、酸奶、鳄梨等。

蔬果汁

按照推荐饮食，我一天得吃5份水果和蔬菜，我觉得这有些难度，所以想了一个解决办法——榨汁。每天我都会喝一杯固定成分的蔬果汁，里面包括：

·一把甘蓝

·一把菠菜

·一根芹菜

·5 个中等大小的胡萝卜

·一个苹果

我要花 15 分钟时间来制作这杯蔬果汁，但只用几秒就能喝掉。我强烈建议你买个好的榨汁机，便宜的榨汁机榨汁效果一般，还可能把家里弄得一团糟。不要榨太多果汁，因为这对你没好处（据我所知这是由于果汁含糖量太高）。如果你觉得纯蔬菜汁不够甜，就加个苹果好了。多尝试，找到你最喜欢的口味。

不吃垃圾食品

吃太多垃圾食品会让你反应迟缓，缺乏活力，感到懒惰呆滞——这是滋生焦虑的最佳土壤。还有一条值得注意：辣的食物会加剧焦虑（和咖啡因一样，辣椒会引起与恐慌相关的症状）。出于动物保护和食品安全等若干原因，我一直都不怎么信任快餐，因此能轻易做到不吃快餐。我承认快餐的确方便，但在家里做顿健康营养的饭也同样简单快捷。

如果你决定周末带孩子出去吃顿大餐，或无法完全避免吃快餐，要怎么办呢？大多数快餐连锁店都已经意识到一个事实：除了特制三层培根芝士汉堡外，人们还希望有健康的选择。例如，在赛百味可以买到沙拉，它像赛百味任何一款三明治一样给人满足感，且更加健康，不会引起浮肿——这些对于降低焦虑、提升活力、获得平衡非常有效。

仔细咀嚼，吃慢些

仔细咀嚼，吃得再慢些，让你的食物更易于消化。通过多次咀嚼，你也在欺骗自己的大脑，让它以为你吃得比实际要多——这对减肥非常有好处。

美美睡一觉

为了有效消化，你的身体需要睡眠。糟糕的睡眠模式（或不睡觉）会打破作息，加剧恐惧循环。尽管各有差异，但成年人需要的平均睡眠时间是每天8小时，因此你应该根据醒来时的感觉，衡量自己到底需要多长时间的睡眠。睡眠时间太长或太短都会影响消化，甚至引起其他与焦虑相关的症状。如果你要把这些小技巧按优先顺序排序，我认为睡眠这一条应该排第一——没有这一条，其他技巧都没用。

行动 5：对运动上瘾

我确信你以前肯定听过这条建议，甚至可能已经听过太多次，现在一听到就烦！但是请先别忙着跳过这部分，听我说，运动为什么应该列入你的每日作息程序，运动为什么对治愈焦虑症和抑郁症如此重要。归结起来是一个词：活力！

如果没有活力，你能做什么？没错——什么也做不了。如果什么也做不了，你还能实现什么？你肯定没让身心准备好应对挑战，更别提战胜焦虑症和抑郁症了。缺乏活力是抑郁症的主要成因（见"再平衡刻度表"部分）。如果想保持较高的活力水平，抵御抑郁的侵袭，运动是至关重要的。

运动的好处不胜枚举，好心情只是其中之一。快乐是心理健康的关键，运动能直接带人走向快乐。体育锻炼使大脑产生化学物质，令人感到快乐和放松，同时减少愤怒和压力。通过定期锻炼，还能提升自尊和自信。当我们外表看起来很健康时，自我感觉就更好；当我们感到健康时，焦虑也会减少。此外，健身房也不仅代表运动，还代表一种全新的生活方式——只要你希望如此。健身房里不仅有跑步机和举重器械，还有各种各样的课程可以选择，比如尊巴舞（Zumba）、舞蹈、搏击（释放紧张和愤怒的理想方式）、太极、瑜伽（对于解压和塑形非常有效）。如果你的健身房有个游泳池，也可以把游泳纳入日常作息。这对你的精气神有好处，也有利于你结交新朋友。有些健身房还提供餐饮区、孩子托管区和游乐区——这对社交有好处。多数健身房都提供免费的健康体检和私教课程，会给你树立奋斗目标。最重要的是，去健身房意味着，你的时间由你掌控。

但是，运动并不一定意味着昂贵的健身房会员费和器材。如果你不想花钱，就一分也不必花。你可以在网上找到许多在家就可以完成的锻炼计划。但是，我建议你尽量出门锻炼，因为去上健身课和去健身俱乐部是很好的结交新朋友的方式。或者，你可以看看大自然能为你提供什么。在乡间散步或骑车，看着季节变换，感受照在脸上的阳光，聆听鸟儿歌唱——还有什么比这更好？

别再找借口

既然我们都同意，运动对健康非常有益，为何还不加强运动？我们总有各式各样的借口……

"我太忙了。"

"我累了。"

"我明天再运动。"

如果你喜欢运动，那么你已经比别人好很多了。但如果你和多数人一样不喜欢运动，还找借口不运动，那就需要激励。我希望以下这句话能激励你：

定期运动将迅速、大幅降低焦虑。

能够让人迅速降低焦虑的方法寥寥无几，但运动是其中之一。运动真的有效！

如果你是运动新手，迫切想要试一试，但上跑步机 5 分钟后就想要呕吐，请别担心——运动绝不是坏事！你的身体需要调适，之后很快就能自如奔跑。你只需坚持不懈，循序渐进。

> 耐心、毅力、汗水共同铸就了坚不可摧的成功
>
> ——拿破仑·希尔（Napoleon Hill）

开始运动时，我是经过了一番挣扎的。我最喜欢找的借口就是没时间。和许多人一样，我觉得去健身房是件难事，但是我拒绝再把没时间当借口，每天早起挤出时间，一起床就去锻炼。然后我发现，运动时间是一天中最有效、最有收获的时刻——至少对我来说是这样。至于那些早上起不来的，需要照看孩子或送孩子上学的读者，可以选择在孩子上学后、晚间或任何方便的时间去运动。

最重要的是，别养成懒惰的习惯。如果你整天懒洋洋地窝在沙发里，就会感到疲劳。如果你不保持活跃，身体就会进入"迟缓模式"。心脏运转不会像活跃时那般高效，氧气摄入也处于较低水平。当你长期处于停滞状态，就会向身体传递"你不需要努力工作"这一个信息，身体就不会努力工作。这听起来似乎是一件好事，其实不然。如果你整天懒洋洋，任由自己的心脏跳动缓慢，耗氧量变低，就会意志消沉、肌肉无力，产生更多焦虑。较低的活力水平会助长高度焦虑和抑郁症。定期运动可以塑造和强化肌肉，提高耐力，输送必要的氧气和营养成分，帮助心血管系统更加高效地运转。通过坚持锻炼、保持活力，你也给了自己一个重

获平衡的最佳机会。

　　尝试不同运动形式，选一个你喜欢的坚持下去。例如，瑜伽可能比跑步更放松（除非你想尝试力量瑜伽！），但对健康的好处同样多。我觉得跑步机很无聊，但我知道跑步对身体很有效，所以去做了高强度的运动，例如壁球，让自己心跳加速、汗流浃背。选择一项你喜欢并对你有用的运动，这很重要。

睡眠和消化

　　我遇到的每个高度焦虑者都有睡眠和消化问题，这与一种叫皮质醇的压力激素的过度分泌有关。缺乏活力的生活方式、糟糕的饮食、缺乏锻炼都会让人产生过量皮质醇，从而引起各种问题。控制皮质醇分泌最有效的办法就是运动（配合良好的饮食和睡眠）。通过运动，我们能改善消化，因为运动会促使食物更快地通过消化道，帮你避免与高度焦虑相关的常见消化问题（例如肠胃不适）。

　　运动还能带来更优质、深沉的睡眠。但是请注意，在睡前做运动会让人兴奋，因此效果可能适得其反。如果你选择在晚间运动，请确保至少与入睡时间间隔几小时。

10 分钟哄骗法

　　你知道去健身房最难的是什么吗？

　　举重？不是。

跑步 20 分钟？不是。

做完一整节瑜伽课？不是。

让我告诉你：最难的事是——去健身房！

我过去总会哄自己去健身房，我把这种方法称为"10 分钟哄骗法"。每次我告诉自己，这次只会在健身房待 10 分钟。但是 10 分钟过去后，我会继续下一个 10 分钟，就这样常常在不知不觉中待了一小时。完成例行项目，回家冲个澡，感觉好极了。我一直坚持这种哄骗法，直至去健身房变成了我的日常习惯。随着每次感觉越来越好，我再也不需要哄骗自己了。你可以自己试试，我保证你能待上超过 10 分钟。（嘘！先不要把这告诉你的大脑！）

我还利用健身时间听有声书，戴上耳机进入自己的世界。这不仅让我有去健身的额外动力，还让时间变得很好过。不知不觉一小时了，我已经听了半本书，是时候去洗澡了。

10 分钟哄骗法最棒的地方就是，你可以把它用到所有事情上。

你的目的是什么？

人们常常高估自己的自觉性，因此许多读者可能还没看完第一章就不看了。这种统计或许出乎意料，但却属实。如果你能坚持读到这里，那简直太棒了！你已证明自己一心想要改变，因此你比其他人更有可能成功改变。由于你是如此优秀，我再给你一条小提示，帮你进一步实现自我激励。

无论何时，如果你自觉需要多一点激励，请自问：我的目的是什么？

我本性并非一个喜欢早起的人，我需要巨大的动力才能早早起床。当我的眼皮沉得仿佛压着石块，床垫和枕头摸起来像丝绸时，我总会用上述问题激励自己，接着立即起床。因为它提醒了我，我是有选择的：我可以关上闹钟继续睡觉，也可以起床锻炼，彻底改变人生。但是如果有机会缓解焦虑、让人生变得更好，再赖床一小时有什么意义？该选择哪个，对我来说是不言自明的，尤其是当我已经体会到运动的种种好处时。

自问"我的目的是什么？"可以直接解决动机问题，因为这给了你两个选项：

1. 不做那些你明知对你有好处的事，继续从前的生活方式。

2. 做那些你知道对你有好处的事，改变人生。

下次你起不来床或需要鼓励自己做些益事时，请问问自己——我的目的是什么？

上瘾

行动5叫"对运动上瘾"，是有原因的。假以时日，你会证明运动真是令人上瘾的。不运动时，你将实实在在地开始怀念它，大脑不再找借口，会向往跳上跑步机或去上舞蹈课。

正如我在前文所述，我发现将运动列为日常固定项目并不容易，但随着时间发展，我持续地感受并享受着运动的好处，于是会进行更多运动。我的运动计划开始拓展，并迅速成为生活中固定的一部分。如今，我真的完全对运动上瘾了，感觉非常美妙。我希望能说服你至少尝试一下运动（如果你还没尝试），因为运动确实会改变你的人生。

特别提醒

包括健康状况在内的诸多因素决定了多少运动量对你来说是最合适的。如果你已有一段时间没锻炼，就应该先咨询医生，再开启运动计划。

行动 6：坚持固定日程

不要高估自控力和自我激励的效果，多数人都需要一套例行程序，这样才不会恢复原来的坏习惯。此外，我们应当尽量远离诱惑，让生活简单些。例如你想要减肥，戒掉蛋糕和巧克力，那就不要让家里有蛋糕和巧克力。如果你想要戒酒，就把上个圣诞节喝剩的酒统统扔出去。

我们的大脑对固定结构反应良好，因此如要重获平衡，坚持固定程序和自律非常重要。未知会滋生焦虑，因此如果你的生活中有固定日程，而且你也能坚持做下去，你就能知道这一天将是怎样的，你为之焦虑的可能性也会减少。感到不堪重负会使你过度焦虑，而过度焦虑意味着你比一般人容易分心。当我不坚持固定日程时，几乎一事无成。一事无成时，我就会更加焦虑——这一循环就将继续（参见"恐惧循环"部分）。

坚持固定日程，还能让你确信自己已做了所有力所能及的事，能够重获新生。时不时地跳过难事、捡起旧习惯实在太容易了。问题在于，这些小事会叠加起来，不知不觉就让你回到原来的生活，什么也没改变。如果你知道，晚上 6: 30 应该列出次日计划，这是每天的固定日程，就更可能坚持。提前规划各类事项，会提高事项的优先性，一旦清楚地知道固定日程，知道你需要做的一切都已规划好，压力会得到极大缓解。只要知道自己是在遵循固定日程，你的一天既可以忙碌地工作，也可以照看孩子，还可以和朋友们外出聚会，你就在此期间实现了平衡。

在再平衡的头 3 个月中，我找到了适合自己且易于遵守的固定日程。我理解，由于工作和生活中的种种问题，你可能需要做些个人调整，但请尽可能坚持那些核心活动——越能严格坚持，效果就越好。

如此一来，你将立即开始感到更多的活力、动力、积极、热情——这些都是平衡的关键要素。假以时日，你将越来越容易遵循固定日程，最终使之变成你的第二天性。请坚持下去，你会收获影响一生的改变！

坚强，进取。

相信我，一切都将值得。

特别提醒

如果你选择听从内心这样的念头，例如"再多睡一会儿吧"或"今天不运动也没关系"，就不会有任何改变，还将重蹈覆辙。

理想的固定日程

以下日程中各项目的间隙，应为工作或其他活动。

6:00 起床

6:45 锻炼

7:45 洗澡

8:00 健康早餐（不含咖啡因）

10:30 零食

12:30 健康午餐

15:00 零食

18:00 晚餐

18:30 列出次日计划

19:00 睡前休闲放松

22:00 ~ 23:00 上床睡觉

一醒来就起床

每天早晨，闹钟一响或你自然醒了，就可以立即起床了。不要赖在床上拖延时间——这会让焦虑潜入你的脑海。想想前一天做的规划，着手实施吧。

运动

我发现在早餐前做运动对我而言效果最好，让我一整天精力充沛。

洗澡

每天都洗个澡。这不仅对于个人卫生非常重要，也能让你感到神清气爽，准备好迎接这一天。

定时吃零食

定时吃些水果（香蕉是理想选项）和坚果等零食，让你一天的能量水平始终保持较高。如果有必要，可以在手机上设置闹钟或提醒事项，告诉自己什么时候该吃零食。

为次日制订计划

你已经知道，拥有关注点有多么重要，而为次日做计划正是确定关注点最有效的办法。如果第二天是工作日，就规划你需要做的事。如果不是工作日，就提前规划好所有活动。如有可能，请写下所有事项，并予以实施。

抽时间放松

如果你的日程很紧，要兼顾工作和家庭，你就很容易忘记自己的需求，直到压力过大、精疲力竭才感到后悔。每天要抽空放松一会儿，即便只是半小时。抬起脚，给自己倒杯热饮（不含咖啡因！），把自己与世界隔绝。读本书或做些能让你放松的事。如果有用，也可以闭目养神——如果睡着了，就顺其自然吧！

合理安排上床睡觉时间

你的目标是，每晚睡 8 个小时。有些人需要的睡眠时间多些，有些人则少些。根据醒来时的感觉确定你所需要的睡眠时长，然后将其设定为每天的睡眠目标。

在我的网站 www.carlvernon.com 上，你可以找到上述日程。

行动 7：为未来打下基础

不夯实地基，却要建造一个美丽新房子，是毫无意义的——它会坍塌。思想也是如此，如果你没给现在打下坚实基础，就无法构筑你的未来。当你相信自己可以应对任何事，并有能力管理自己的思想时，就已经开始为未来打基础了。

我想再把这点说得清楚些。你永远无法控制进入脑海的所有想法。但是，你可以管理这些想法，自己决定拿它们怎么办，是不予理会，还是付诸行动。如果你有许多强迫性、干扰性的想法（作为高度焦虑者，你很有可能如此），我知道这会使你不堪重负，直到开始怀疑自己是否精神正常。感觉失控往往让你容易忘记一点——你的思想由你控制，而不是思想控制你。这时，关注点和时间将发挥作用。如果各种想法让你不堪重负，你就必须重新调整自己的关注点，把它们转移到其他事物上（真实的事物，而不是你过分活跃的头脑所编造的事物）。你如果在工作，就专心工作；你如果在家里，就专心找件可以让你忙起来的事。不要再呆坐着思考自己为什么怀着莫名其妙的想法了，去关注真实的事。随着时间流逝，这些想法都会尘埃落定。阴霾将会消散，你将找回你的万里晴空。

真的，你可以处理好一切，造物者从一开始就赋予了你这些才能和力量。如果你不相信，去网上搜索"尼克·胡哲"（Nick Vujicic）好了。他天生就没有四肢，但他做的事却比多数人一生所做的还要多，他也是我所见过的最励志的演讲家之一。有时，我们只需一次提点，就能意识到自己所拥有的力量，因为我们很容易忘记这一点。

被击败是一种心理状态；你如果没有放弃，那就还没有失败。

——李小龙

我知道，当我处于最低谷时，没人能说服我相信自己能够应对困难。要说服我，只有靠我自己，这么做时，我便有更多的力量和决心直面一切。遇到难关时，我就会提醒自己，没什么解决不了的。这赋予了我更多的信心和能力去应对生活抛来的种种问题，这让我毫不怀疑地相信，任何难题都有解决之道。当然，每个人都必须面对生活中不可预期的挑战——这正是生活的一部分，但没什么是解决不了的。

不要惧怕未来

"如果我太焦虑，不能工作了怎么办？"

"如果我变得不愿出家门一步了怎么办？"

"如果我的爱人离开我了怎么办？"

正如有人会说："如果我身高一米八，我就可能去当模特了。"这毫无意义。"如果……怎么办"根本不值得担忧——无论是在过去、现在还是未来。

未来不可预测，因此不可掌控，这才是真正的问题。我曾经拼命追求确定性和可掌控性，而未来附带的不确定性令我充满了可怕的想法。这些想法一直都不让我快乐，并时刻提醒着我未来是多么惨淡（这是焦虑症和抑郁症的另一症状）。当我学会集中关注现在，放弃试图控制未来时，便不再恐惧了。关注今天要做的下一件事，远比担忧6个月后是否会无家可归有用得多。

关注当下，不要担忧可能会发生什么。什么都无法保证，我们只能做这么多。你知道自己已尽了最大努力，还能再要求什么呢？不要继续自我折磨——你已尽了全力，足够了。

更加快乐

"更加快乐"或许是本书中含义最空泛、最惹人厌烦的表述了，但又是最重要的内容之一，因此我将带读者进行一个小练习，来证明其价值……

想象一架天平，把所有令你不快、焦虑、紧张的事物都放在左边托盘中。如果有帮助，你可以把天平画出来，并在左边写上那些负面事物。现在，你可以看到，天平已经向左边倾斜了。这就是你不快乐的原因：一脚高一脚低地四处蹒跚，肩负着一大堆不想要的东西。再看看你放进左边托盘的东西，哪些是你能够立即移除的？哪些不能？随后，你需要开始往右边托盘放东西——放些令你快乐的事物，让天平回归平衡。至于要放什么，你可能早已知道一些，又在书里读到一些，还需要去探索一些。但当你开始往右边托盘放入更多东西，来调正天平时，快乐自然会诞生。

生活并不是拿上一手好牌，而是把坏牌打好。

——罗伯特·路易斯·史蒂文森（Robert Louis Stevenson）

如果你曾经疑惑为什么有些人朋友这么多，或为什么有些人这么受欢迎，请继续读下去。快乐、积极的人更容易结交和吸引其他快乐和积极的人（这是吸引力法则）。你可能患有焦虑症和抑郁症，却仍然有很多朋友，但问题依旧存在：你快乐吗？你身边的人快乐吗？如果你是一个快乐而积极的人，恐惧就不太可能占据你的内心，你也不太可能变得高度焦虑和抑郁。

快乐和积极

＝没有抑郁和正常的焦虑水平

＝平衡

通过变得更加快乐和积极，你能像平衡的人一样思考，这自然会给你的生活吸引来更多快乐和积极。我知道这显而易见，但我必须强调，当你选择接受更多快乐和积极时，生活就会容易得多，快乐和积极会源源不断地向你涌来，要多少有多少。目前，你可能还把它关在门外，那就打开门，让它们进来吧。

我承认这不容易——学会快乐对我来说是件难事。我天生倾向痛苦，这种痼疾很难打破，必须不断练习和自我重建。如果你希望手臂肌肉更饱满，不会想着不加练习就在一夜之间实现。因此，也不要期待快乐从天而降，正好落在你头上。你必须付出努力：你越努力，它就会变得越大、越强。

允许自己放手

我相信我们都会同意这种说法：生活充满起起伏伏，就像一场越野自行车赛。有时你会紧握车把，直至指关节发白。要让你那白色的指关节恢复颜色，唯一方法就是松开车把。这意味着放手，我进一步称之为：不再紧张。我的天，要知道我以前可是够紧张的。在焦虑症最严重的时期，我整天会像个原始人一样晃来晃去——拳头紧握，眉毛永远拧在一起。你也可以叫我"严肃先生"。生活决定了我们在某些场合需要严肃，但是时刻紧绷影响了我做的每件事和做事的方式。在我眼里，公园野餐变成有纪律的行军扎营，至于节假日——忘记算了！如果事情不是从一开始就尽善尽美，我的世界就会崩塌，我会毁掉一切本应美好的记忆。听上去熟悉吗？你我都知道生活不应该这样过。这样毫无乐趣，更谈不上心灵的宁静。如果你想获得平衡，既需要乐趣，也需要宁静。

> 生活是关于抓住和放手的平衡。
>
> ——凯斯·厄本（Keith Urban）

一个简单的事实是，我们不可能控制生活的一切，所以不要再试图这么做，学会在该放手时放手。想要完全掌控生活，和期待一切都按计划发展，这二者存在重大区别。如果你期待自己能够控制生活中的所有事和所有人，必将大失所望。你只能控制一件事——那就是你自己。如果你渴望改变，先从改变自己开始。

生活是不可预测的，但这正是其魅力的一部分。为什么一些人追求刺激，想要尝试蹦极和跳伞，让自己肾上腺素飙升，而另一些人一想到这些活动就会恐慌？前者看待不可预测性的眼光是积极而非消极的，他们为自己的"不完全掌控状态"感到高兴，因此将恐惧转化为兴奋和快乐，而不是恐慌和害怕。生活应该是一场冒险，相信自己和自己应对未知的能力吧！

你永远有选择的余地，这意味着你能从不确定中挣脱出来实现平衡。只要有能力说是或否，就意味着你有两个选项。在最低谷时，我会提醒自己这个事实，这给了我自由的感觉，让我继续前进。我不断提醒自己，如果我真的不想做某事，就不必去做——无论别人怎么想。只要这种心态能持续推动我沿着自己期待的方向前进，让我不会出于恐惧而做任何不想做的事，我就会继续保持这种心态。迄今为止，在这种心态的推动下，我从过去闭门不出到现在周游世界，从过去与世隔绝到现在在数百人面前演讲。

在当时，尤其是你的最低谷时，这个事实可能不太明显——但是请记住，你永远有选择的余地。如果这条路不顺利，就换条路！在整个旅途中保持这种心态，你将永远不再感到陷入了困境。

多做决定

焦虑让我的头脑里装满了怀疑和不确定，让我多年以来与拖延症相伴，逃避做决定。如果让他人帮我做决定，我觉得会容易些。这里面有懒惰的因素吗？或许有。如果为自己说句话，我向来都是非常独立的人，但谁不希望别人把一切都料理妥当呢，尤其是在做个决定会导致焦虑的情况下？显而易见，我越逃避做决定，就越习惯于此，甚至连最小的一个决定都会让我进退维谷。

"我不去了。要不还是去？"

"我该什么时候去？"

"我该去吗？"

这样的优柔寡断是我生活的痛苦之源。不能做决定意味着永远不能进步。我总是只盯着眼前的事物，从不做具体规划（诸如提前预订假期或签订合同）。我对自己构建未来的能力毫无信心——这都是因为我让焦虑主宰了我的思想。

任由焦虑症和抑郁症操控你的生活非常危险，它们会竭尽所能让你认为这样做是正确的（包括让他人为你做决定），但会在特定时刻让你吃尽苦头，尤其是当你无从选择，只能自己做决定时。

生活充满了各项决定，有些微不足道，有些至关重要。要想更加擅长做决定，唯一的方法就是学着多做决定。请主动挺身而出，承担起责任，即便这意味着冒险。你不可能永远都正确——没人可以，这不要紧。但是你必须知道，做决定，总比逃避好得多。多加练习，你会做得更好。

不再寻求宽慰

我曾患有疑病症，总要不断去寻求宽慰——不论是来自哪里的宽慰。通常，我主要依靠医生、网络和他人。

医生

当我因为难以名状的持续头疼，去向一位神经科医生求助时，他告诉我，他常常遇见两种类型的患者：

1. 慢性头疼患者

2. 过度焦虑患者

问了一些问题，做了一些检查后，他确定我属于第二种。但是，这个结果对我来说还不够明确。我只想要答案，当时焦虑彻底缠绕着我的生活，我只想寻求安心。那一刻，我愿意接受一切结论，只要这意味着我能得到诊断，从而获得治疗，继续活下去。

我无数次地寻求专家和医生的帮助，却一无所获——因为那是在寻找根本不存在的答案，只是在换种方法折磨自己罢了。因此，直到重获平衡之前，你都需要刻意避免找医生，除非你真的病了。我完全理解，高度焦虑可能引起一系列让你以为自己病了的症状，但是通过理性思考和事后分析，我可以告诉你，我所经历的大多数症状都是焦虑导致的。请相信你的直觉，只要冲动地想去看医生，就问问自己，你是真的病了还是图个安心。你越是为了安心去找医生，就越不可能独立解决问题。你必须停止寻求安心，你不需要它。

网络

只要新症状一出现，我就会上网查资料，看自己是不是要死了。我找到的答案常常都是肯定的，它们都建议我立即就医。网络是个好东西，可能是现代最棒的发明了。但是，如果用网络来做自我诊断，尤其是在你感觉脆弱时，情况就会变得非常危险。对我来说，网络唯一的作用就是让我进一步确信，我胸部痛是因为患了心脏病，头痛是因为得了脑瘤。这太悲哀了，网络明明有这么多积极的用途。

与心理健康、焦虑症相关的论坛也可能变成危险的地方，那里面聚集着各种愤世嫉俗的人，他们把时间都花在了自怨自艾上。我知道这话可能不太中听，但我质疑那些花时间逛论坛而不是去恢复自己的人的动机。如果你逛论坛，就应该去那些已康复的患者身上寻找激励，或与他人分享自己的个人经历，为他人提供帮助。不要加入愤世嫉俗的行列。

我知道，在谷歌浏览器上搜索自己的病症，只是为了寻找答案和寻求安心。但这种效果是适得其反的，在大多数情况下，它们只会加重你的焦虑。

他人

你身边的大多数人都可能从未亲身经历过持续的高度焦虑症和抑郁症，因此他们的建议可能有误导作用。我就获得过以下建议：

"吃点东西吧。"

"振作起来。"

"哦，加油，你可以战胜这些的。"

希望从身边的人那里寻求安心，并没什么错，但你必须意识到，他们可能对焦虑一无所知。你自己知道，你最不想做的就是与焦虑斗争，因为这会迅速让你感到幻灭。但是其他人不知道，他们还认为这些鼓励的话听起来很振奋人心。

没有人应该感到孤立无援，有建设性的支持也能帮助恢复。但当你过度寻求支持，尤其是从不能真正了解你的人那里寻求支持时，获得的东西可能就不再具有建设性了。请注意这种区别，正确地获取平衡。如果有需要，就去和专家聊聊。

少一些愤世嫉俗

我发现，要我从所有事物中发现积极的一面很难。我变得非常愤世嫉俗，充满消极情绪，这导致了严重的被害妄想症。"他为什么帮助我？他想获得什么好处？"我曾经认为，如果我说出一个信息，尤其是私人信息，别人就可能借此来伤害我。我已经懂得，我不能这样生活，尤其是在我体会到敞开心扉的好处之后。应该允许他人进入我们的内心，并建立起之前想象不到的联系。此外，不相信任何人实在是太累了，被害妄想症是非常折磨人的。

变得积极乐观，和变得愤世嫉俗一样简单。如果你能从错误和未按计划发展的事物中吸取教训，就能在生活中的任何事里看到积极面。为培养这种习惯，我发现最简单的方法就是改变说辞——我不再说我犯了一个错误，而会说我学到了一个教训。谁会对学习不感兴趣呢？

有信仰

当我想到信仰时，会自动联想起宗教。你可能也一样。但如果你不这样想也没关系，这两者并不存在必然联系。有信仰并不意味着你必须经常去教堂，它也可以是一些很简单的小事，例如有一个偶像——某个已经获得你想要获得的事物的人。仅从这一点小事入手，就可以建立伟大的信仰。

信仰和感恩非常相似，可用来对抗恐惧甚至是焦虑。它可以帮你认识到，你从来不是一个人。如果你信仰更强的力量——能够联系起所有人，让属于不同种族、信仰不同宗教的人成为兄弟姐妹，就再也不会感到自己是一个人了。有了这个信仰，你就可以打造起一生为你提供支持的精神支柱了。

不再逃避

过去，我擅长逃避的艺术，会像躲避瘟疫一样逃避社交场合，生怕自己惊恐发作。一想到必须努力去和别人交谈，我就感到精疲力竭。在参与社交之前，我可能会花 3 天时间担心种种"如果……怎么办"的问题，到最后已经累得去不了了。

正如我之前所说，如果你不断逃避，如何才能知道自己已经克服了某种恐惧？如果你想要保留现在的朋友，就必须和他们进行交流互动。如果你想要吃饭，就必须去超市买东西。如果你想要过一种积极的生活，就必须对离开家门感到自在。不要被逃避带来的短暂舒适所欺骗，也不要因为发现某一社交事件取消了，而感到一阵轻松。

你尽管刻意逃避，直到不剩什么可逃避的了。

多年以来，我任由焦虑为我做决定，包括做什么、在哪做、怎么做，其间丧失了很多快乐。不要再去迎合焦虑了——它不值得你花费时间和精力。别再逃避，开始说"好"吧。

行动 8：停止依赖

过去，我从不会不带手机和银行卡出门，因为我总担心有急事要用到它们。这听起来可能非常合理，但当我基于焦虑这么做时（确实如此），它就会演变成一种不健康的依赖。

> 没有勇气离岸，就永远无法越过海洋。
>
> ——克里斯托弗·哥伦布（Christopher Columbus）

有一次，我意识到自己把手机落在家里了，便迅速进入了"如果……怎么办"的世界中。

"如果发生了什么事，我又不能打电话怎么办？"

"如果我需要给家里打电话怎么办？"

"如果有坏事发生，有人需要给我打电话怎么办？"

这些念头让我惊恐发作，像飞一样跑回了家。

如果一个平衡的人偶然把手机落在家里，他们可能会感到不快，却不太可能惊恐发作，冲回家取手机。不论你在依赖某个物品、地方还是人，若想获得平衡，就必须改变你对安全感的定义。

可能性站在你这边

不管你是否把自己归类为赌徒，你都是赌徒。每天，你都在与各类可能性打交道。每次你走出家门、进入汽车或去工作，都面临着可能性。此时，你的赌注是你的安全。因为害怕死亡，大多患有广场恐惧症的人都不愿出门，正是这种害怕让他们丧失了行动能力。

既然每次我们冒险出门时，都有可能死亡，那为什么并非所有人都有广场恐惧症？严格来说，我们都应该害怕门外的一切，甚至不应该过马路。那么，为何多数人还会不假思索地做这些事？我们都在与可能性打赌，而它们多数都会站在我们这一边。如果它们不是，我们也不会去做冒险的事。人类就是那么聪明，我们天生就能（有意识和无意识地）评估风险，并基于事实进行决策。但是，有些人比另一些人更擅长。例如，一个广场恐惧症患者并不十分善于评估风险，他们把自己的筹码投向错误的赌注。我是怎么知道的？很简单。想想看，有多少人出门后果真遭遇悲剧，又有多少人每天平安回家？对比这两组数据，我当然知道该向哪边投注。

如果你有广场恐惧症（或任何其他阻碍你出门的恐惧和焦虑），请看看出门遇险的概率。如果你（像多数高度焦虑者一样）不愿冒险，用逻辑就应该知道，闭门不出的风险并不比外出的低。不要再白白输掉你的筹码了，要明白，对于你想做的事，不做比做的风险要高。

管理好不健康的关系

患者："我今天不想去超市。我感觉不好。"

母亲角色："没关系，你又不是非要去。坐在家里好了，我替你去。"

这样的母亲角色会对患者的脆弱心理做出反应，认为自己这样照顾他是在做好事。事实上，她其实是在严重削减患者重获平衡的可能性。她不知道，替患者承担责任并不断问他"你感觉如何？"是在加重状况。因此，作为患者的你必须看看，自己的生活中是否有这类不健康的关系，从而采取措施，这至关重要。

如果你正是如此，不要感到紧张——这非常普遍。有人这样关心你，你已经够幸运了，但这种关系对你来说并无好处。你如果期待别人替你包办一切，就会进一步陷入孩子般的依赖状态，彻底丧失独立性。而那个你过分依赖的人不在身边时，你就会产生分离焦虑，并感到难以应对。这与你本人无关，都是焦虑症和抑郁症在作怪；它们想要得到满足，而母亲角色就在满足它们。

一段健康的关系应当给你带来挑战。如果你觉得起床很困难，真正对你好的人应该是那个赶你下床的人，而不是帮你掖被子的人。对于焦虑症和抑郁症患者来说，最好的爱就是严厉的爱。这种爱可能让你感觉苛刻，认为那个人根本不爱你，但事实上他们希望帮你改变，仅此一点你就应该知道，他们都是为了你好。

如果你足够勇敢，我建议你让身边最亲近的人读读这一部分，尤其在他们有一些"母亲角色"的倾向时。我会尽全力帮助你，但如果你所处的环境不对，我们的努力将一无所获。

更加独立

刚刚我们探讨了与他人的关系，但是没有哪种关系会比你与自己的关系更重要。如果你与自己相处都不舒服，又怎能期待与他人愉快相处呢？健康的关系始于你自己。只有足够自信能够自立时，你才能去发展健康的关系。

与做决定类似，当你不断练习，不断独立完成事情时，你的独立性就会增强。如果你总指望其他人陪你一同去超市，就永远不会知道自己一个人也能去。我倒不是说你必须一蹴而就。这是一个熟能生巧的过程——首先，这意味着从他人身上获得支持。最终，如果你永远不能跨越这一阶段，就永远不能获得平衡。当你依赖于某人、某物或某种程序时，就不能实现自由。

在乎，但不要太在乎

高度焦虑具有反讽意味。一方面，它使我过分在意他人及其想法，另一方面，它让我由于满脑子都是自己的想法和感受而变得自私。

在乎他人是一种美好的秉性，但是要注意不能过分在乎。我总是渴望取悦他人，过多地进行自我反思。无论何时只要我与别人有过一段对话，我就会不断在脑海里回放这段对话，确保自己没说或做什么可能冒犯别人的事。如果认为自己冒犯到别人了（有时确实如此，即便你本无意这么做），我就会自责，告诉自己那个人再也不会想要见我了，以及各种类似的小题大做。除非是故意令人不快，否则大多数人都不会一直冒犯别人。只有当我们用自我反思来督促自己取得进步时，它才是好的，否则它只是自我折磨的工具——我们不需要这个工具。当你把大脑空间腾出一些，给真正需要思考的事物时，你会轻松很多。

如果你决定走出去，就必须同时接受好处和坏处。平衡决定了会有人喜欢你，也会有人不喜欢你。如果每次别人与你争论或不认同你时，你都折磨自己，那你就必然会过得辛苦。在乎他人对你的想法很重要，但如果你任由这种心态主宰你的生活，就永远不能做自己——你将永远没有勇气为自己的信念挺身而出。

有时，为了获得平衡，你需要自私一点。我之所以这样说，是因为如果你总想取悦他人，就需要花费更多力气集中关注自己的新生，因为有时这会打扰他人或引发异议。

或许我这么说有一点点自相矛盾，但是你也应该注意不要太自私，因为焦虑可能使你完全沉迷于自我关注。即便你感觉不太好，也应该尽力问问别人感觉如何，并真诚地倾听他们的回答。上次你发自内心地这么做，是在什么时候？这不仅有助于减少对自身问题的关注，也会让你的自我感觉变好（因为你帮助了他人）。当你感觉好些时，焦虑就会少些。

行动 9：解决好服药问题

在罹患高度焦虑症和抑郁症的早期，我会避免看医生，这主要是由于那时我生活在否认中。我会想：如果我不去看医生，就代表我没有毛病，对吗？在第一次看医生后，这种心态迅速转变了，我很快成了医院的常客。

我很快就熟悉了候诊室，翻遍了大部分桌上摆着的杂志。它们通常都是几十年前出版的，所以我也成了20世纪70年代女性时尚方面的专家。这是开玩笑，但我的确太经常去看医生了，以至于我甚至开始为占用他的时间感到内疚。罪魁祸首是我必须不断获得安心感，必须亲耳听别人告诉我我不会死，而由于医生是唯一知道我在受折磨的人，他便首当其冲了。

在第5次（或许是第8次）就诊后，我被确诊患有广泛性焦虑障碍和抑郁症。医生给了我两个选择：

1.药物治疗

2.预约，排16周的队，去见心理医生

我坚决不肯服药，这可能是因为我内心的控制欲，也就是不想形成药物依赖性。我宁愿饱受焦虑症所有可怕症状的折磨，也不愿意吃一粒药。

但有时我感到自己别无选择——几天没睡，由于惊恐发作每天都以为自己快要死去，痛苦是如此剧烈，以至于我只想解脱。在那时，镇静剂（通常是安定或安眠药）似乎是我的唯一选择。因此，我从来不对服药的人妄加评论。

至少有 3 次，医生为我开好了抗抑郁药，我却没吃。随着症状恶化，我决定吃药，但效果并不好。服药约 12 周后，我感觉自己如同行尸走肉一般。是的，我确实更少焦虑了，却去了另一个极端：每天什么也不做，只想睡觉。这时，药物已让我如此麻木，即便有人告诉我第三次世界大战爆发了，我也会翻个身继续睡。

但是，服药也并非全是坏事，也有几次发挥了积极效果。有一次，我接受邀请和我爱人一起去她朋友家吃晚饭，当天我们度过了非常愉快的一晚，我谈笑风生，丝毫没显示出任何社交焦虑的迹象。我的爱人评论说，当晚我真是和以前大不相同，我记得当时我想着："哇，原来正常人的感觉是这样的。"

经过一番利弊权衡，16 周后（这正好和看心理医生的预约候诊时间一样长）我决定停止服药。我受够了药物治疗的种种负面反应（头晕恶心、虚弱无力），而且难以区分药物构成的世界和真实的世界。于是我得出结论，我必须自己独立面对。这个决定很可怕、很艰难，但我从不后悔。

我知道，药物治疗的效果是因人而异的，我希望我已说到一些人的心坎上。正如我之前所说，我并不对任何服用药物的人妄加评论，因为我自己也用过药，如果再那样做简直非常虚伪。但是如今我已成功到达彼岸（其间我经历了难以置信的痛苦），我知道自由才是最终的解决方案，而自由意味着不再依赖药物。这是你自己的决定，因此不要只听我的，自己做些研究，去做适合你的事。

安慰剂效应

我认为，我们不需要用药物来克服焦虑症和抑郁症，安慰剂就是一项证据。它们证明了我们的信念可能强大到令人难以置信，如果我们足够相信某事，就能够改变自己的生理和心理状态。如果你认为你的余生都将接受药物治疗，这可能是真的。如果你认为自己有力量实现任何愿望，这也可能是真的。

暗示的力量对我们所有人都显而易见，有些魔术师甚至以此开创了事业。我是基于自己的经验才这么说的，我本人非常容易受到暗示影响。我如果在新闻里看到有人患病，就会担心自己是否也有同样的病。要是有人向我承诺，只要我买了他的 CD 套装，他就能帮我根除焦虑，我就会买。正是因为我这种人的存在，才有如此多的网站提供着焦虑的最新"神奇疗法"。高度焦虑者是非常容易受到暗示影响的。

药物治疗的替代方法

现在市面上有许多针对焦虑症和抑郁症的草本替代疗法，例如圣约翰草（St John's Wort），但我不打算深入讨论这些疗法的利弊，原因有二：一来草本疗法对我无效，二来无论是处方药还是草药，都会产生依赖性——这点最重要。平衡意味着自由，一种想何时做就何时做、想做什么就做什么的自由。服用药物是一个精神上的决定，我支持精神力量——

这包括做出正确决策。对我而言，克服焦虑症和抑郁症的过程不包括任何形式的依赖，例如任何形式的药物。

我应该服药吗？

这一点我说了不算。我不是受过训练的专业人士，也不想假装自己是。但如果要我说，正如我在上文中提到的那样，无论我说什么，其实你心里早有答案了。如果你还没服药，我希望你能仔细考虑所有选项。如果你感觉自己已经受不了，我也理解吃颗药一切就会变好的想法是多么诱人。但不幸的是，事情从没有那么简单。我建议，先从谈话疗法开始，尽快找个好的心理医生。

如果你有意识地决定了用药物对抗焦虑症和抑郁症，就说明决定权仍在你手中，你足够健康，能够做出合理决定。我就是根据自己的改善情况，做出了不再服药的决定。当我认为自己需要服药时，尤其是处在低谷时期时，我就想想自己已经取得的进步，这证明了我不必吃药。尽管焦虑正在伤害我，但我依然朝着正确的方向前进。我会把自己的进步写在纸上，从而得出结论：我不需要任何额外的帮助，只需留在正确的道路上。我知道，假以时日，一切都会回归正常。

当你把事情写下来时，会惊讶地发现它们看上去似乎完全不同了。在后文"行动 10"里有一个名为"寻找线索"的部分，我将展示如何运用表格记录你的进步。当你有足够多的证据时，也能做出合理的决策。

你目前正在用药物治疗焦虑症／抑郁症吗？

如果你迫切想要摆脱对药物的依赖，请与医生合作，让医生知道你的目标是不再服药，与你一同制定最佳方案，比如在一段时期内减少用药剂量。

你吃了多长时间药、服用了多大剂量并不重要，任何秉持正确心态的人都能够戒除药物。这或许不能在一夜之间实现，但你确实是有选择权的，如果你真心希望如此，就能做到。这或许是你做过的最艰难的决定之一，但它是值得的。

医生和你一样，都是人。他们的一些观点和想法你可能不同意，但你们可以交流。如果你感到不快乐，就继续和他们交谈，直到找出解决方案。有必要的话也可以问问其他医生。总之，做对你来说正确的事。

特别提醒

我不是医学专家，以上均为个人观点。如果你目前正在用药物治疗焦虑症或抑郁症，在采取进一步措施之前，请务必咨询医生。

行动 10：保持平衡

克服焦虑和抑郁是一生的旅程，没有速效疗法或神奇疗法。在这段旅程中，你会经历好日子，也会经历坏日子。坏日子是不可避免的，事实上，你需要坏日子，这样才能领会到好日子的可贵！坏日子可能让你觉得自己在倒退，但不要担心——只要你在努力争取平衡，就还走在正确的轨道上。无论你今天或明天过得怎么样，好或坏，都请记住，这完全正常。

在再平衡阶段中，我经历了我所谓的"焦虑余震"（Anxiety Aftershocks）。和地震后的余震一样，焦虑症过后也会出现一些焦虑的感觉。你的大脑必须调整自己，以适应新的思考和生活方式，这是对改变的一种自然反应。准备好应对焦虑余震吧，不要认为它是消极的，把它当成你已回到正轨的证明。看着每一天都在变得越来越好，你就应该感到鼓舞。

当原有症状（尤其是那些频发症状）开始消退时，你很自然会去追踪它们。

"我的胸痛去哪儿了？"

"我的头痛去哪儿了？"

"我为什么没在担心？"

这种转变是你的大脑必须经历的。假以时日，你就不会再自寻烦恼了。

不要对自己要求过高

与焦虑症和抑郁症做斗争会令人精疲力竭，因此你要留意是否已经出现到达极限的迹象了。无论何时，只要你感到自己已经无法承受，我希望你能记住，你不是孤身一人。健康和平衡的生活方式在一定程度上也意味着你必须应对焦虑与压力，这是正常现象。

不要试图一次做太多，让自己消耗殆尽，或给自己过多压力。有时，自己才是自己最大的敌人，但我们也对自己抱有最大的希望。我一度设置过许多不现实的时间表和目标，如果没有达成，就会难过好几天（这是内心的完美主义在作祟）。当我意识到全部压力都是我施加给自己的时，我就可以以快得惊人的速度改变这一自我毁灭的模式。我希望你能避开同样的误区。你只要不断采取行动，就是在朝着正确的方向前进，无论这需要多长时间。

不断行动

万事开头难，可一旦开始，你就会创造一股势头（滚雪球效应），你正需要这种声势来做出持续改变。如果你不断行动，雪球就会越滚越大。

在说和做之间，有很大区别。我希望你去做，而不是说，因为这决定了你是会克服焦虑症和抑郁症，还是继续现在这样的生活。如果你自己不下定决心去做，这些就都没有意义。知识就是力量，拥有知识能让你获得突出优势，但只有行动才会促成改变。

我在前文中提到过，我有个拖延的毛病，会坐在那里思虑数日。在我的脑海里，事情不断变化（说），但在现实中我却没做任何能带来改变的事情（做）。为了结束这种拖延和自责的循环，我下决心：一有情况就采取行动。如果事后我还感觉不满意，则通常意味着我做得还不够。

如果你不喜欢医生对你说的话——行动起来。

如果你厌倦了总是待在家里——行动起来。

如果惊恐发作总是来袭——行动起来。

如果你想要感到更有活力、有生气——行动起来。

如果你想和家人朋友共度美好时光——行动起来。

如果你想要改变——行动起来。

永远不要停止行动

那些人生赢家从来不停止行动，因为他们知道行动是一生有成就的唯一途径。即便遭遇坎坷、逆境，或是感到徘徊不前、没有方向，也都不要停止行动。我们总会遇到挑战的。战胜它们——它们只是暂时的。

寻找线索

记录你的进步，你才能知道自己是否需要做些调整。像写日记一样，每天记录自己做了什么、在哪做的、怎样做的。我发现，处理这些信息最简单的方法就是用表格。我在笔记本电脑里做了一张表，可以借此简便地回顾和浏览我的成果。（我做了一个模板，你可以从我的个人网站www.carlvernon.com下载。）

在一个月的时间里，以1～10这一评分标准给你的每天打分（1代表最槽，10代表最好）。列出日期、评分和注释，在注释中记录下当天发生的所有事（就像简单的日记一样）。几周之后，看看自己的记录成果。

有没有哪些天得分特别高或特别低？那天你做了什么？

周三你去了健身房，有没有感觉好些？

周日你什么也没做，有没有感觉很糟？

根据记录情况，自己提出问题，寻找线索。

通过写下情绪背后的原因，你可以根据需要做出改变。例如，如果周一感到特别焦虑，就写下当天你做了什么（或没做什么）。如果周四你感觉特别好，也同样写下来。当你记录自己所做的事时，真相就会自动出现。对比真实的记录结果，发现一些在你看来是糟糕的、在退步的日子其实并非如此，你可能会为自己取得的进步而惊喜。

比如说，在你的表格中，刚开始的日子都以2分和3分居多（这很正常）。几周之后，得分开始上升到4分和5分。你开始关注有效果（和没效果）的事物，一两周后，你开始打出6分和7分，直至到8分以上。那些不可避免的糟糕日子其实很少出现，它们只是茫茫人生中的一小部分。

你的表格做成什么样都没关系，唯一重要的是你自己要看到进步。如果看不到，就继续寻找线索。如果找不到线索，就努力去找——它们绝对存在，它们掌握着通往改变的钥匙。如果有需要，你可以重新看看获得平衡的10项行动，继续落实到行动中。积极的改变会降临的。

停止和改变旧习惯

焦虑是世上最好的推销员，会不断试图说服你重拾过去那些让你"舒服"的习惯。记住，这些旧习惯会给你一种错误的安全感。有时，即便有些事情做起来比以前更难（包括遭受高度焦虑症和抑郁症的折磨），我们也都会去做，因为我们会由于熟悉而感到短暂的舒适（例如，当你因为不想在社交场合感到焦虑而拒绝参加朋友的婚礼时，你所感受到的轻松感）。正如我先前所说，如果你不断逃避，很快就不剩什么可逃避的了。请把眼光放长远，不再让短暂的舒适和旧习惯横亘在通往最终目标（平衡）的道路上。

坚持付诸行动，不断做出改变，开始说"是"——让这些成为你的新习惯。

在你的前进道路中，你能带上的最好工具就是你的常识了：用常识来驱除脑海中的焦虑吧。这些坏习惯对你没有好处。不断进行理性思考，不要让焦虑模糊了你的判断。改变不容易，但是这种令人不适和害怕的感觉只是暂时的。一旦你突破了它们，假以时日和练习，你将赋予恐惧和局限全新的定义。

这里，我又想重复我最喜欢的那句爱因斯坦的名言：

疯狂就是：一次次重复做同一件事，却期待不同结果。

你的生活也要沿用这种模式吗，或者你会发现自己至今所做的一切都没有效果？

你所需要的正是改变——拥抱它，享受它。

你准备好了吗？

以下这点太重要了，以至于我要把它放在最后总结中：

如果你不采取行动，什么都不会改变。

那么，你的计划是什么？既然你要开启新生之旅，开始改变人生，现在你打算采取哪些行动？

这里有若干建议：

·如果你总是压抑自己，没人知道你的情况，请开始交谈和分享吧。拿起电话，预约一位心理医生，或访问我的网站，与我分享你的经历。

·为自己的人生负责，为自己决定采取（或不采取）的行动负责，改变你的生活方式。

·确保你所处的环境有助于你实现平衡。如果不是这样，就改变环境。

·关注你吃的食物，对饮食做出必要的改变。

·看看附近的几家健身房，选定一家开始锻炼。

·设计一套对你有用的日程，并坚持照做。

·努力做事，强化"我能应付生活抛来的一切"的信念，为未来打下基础。

·不再依赖他人生活。找到自己内在的力量，自己做决定，变得更加独立。

·预约医生，如果你在服药，谈论你的用药问题。

·不要停止行动。如果你感到旧习惯正在偷偷回到生活中，请阻止和改变它们。

每天都不要漏掉以上任何一项行动

或许焦虑症和抑郁症已经紧紧抓住了你的生活，让你在一段时间内没法立即采取行动。你可以先从其中的一项入手，打破现状，再催化更多、更大的改变。当你和我一样感受到变化和进步时，你肯定还想做更多。在不知不觉中，你会成为你认识的人中最平衡的那个，随着时间的流逝和不断练习，高度焦虑症和抑郁症将成为久远的记忆，再也不会以同样的方式来打扰你。

无论何时，只要你准备好了，平衡就在等着你。你已经知道它是什么样了，现在你已经有了重获它的工具，还在等什么？去找到它吧！

你的人生将开始飞速转变。

请永远记住：

克服焦虑症和抑郁症是贯穿一生的旅程。

以平衡为目标。

永不放弃。

图书在版编目（CIP）数据

我是怎样摆平焦虑的 /（英）卡尔·弗农著；张晓
宁译 . -- 南昌 : 江西人民出版社，2019.5

ISBN 978-7-210-11007-1

Ⅰ . ①我… Ⅱ . ①卡… ②张… Ⅲ . ①焦虑—治疗
Ⅳ . ①R749.705

中国版本图书馆CIP数据核字(2019)第000522号

我是怎样摆平焦虑的

作者：[英]卡尔·弗农　译者：张晓宁

责任编辑：冯雪松　特约编辑：曹　可　筹划出版：银杏树下

出版统筹：吴兴元　营销推广：ONEBOOK

装帧制造：墨白空间　封面设计：7拾3号工作室

出版发行：江西人民出版社　印刷：北京画中画印刷有限公司

690毫米×1000毫米　1/16　14印张　字数157千字

2019年5月第1版　2019年5月第1次印刷

ISBN 978-7-210-11007-1

定价：38.00元

赣版权登字 -01—2019—9